GREEN NOTE

内分泌代謝内科グリーンノート

岩岡秀明 編著
船橋市立医療センター代謝内科部長

中外医学社

■執筆者 (執筆順)

川名秀俊	東邦大学医療センター佐倉病院 糖尿病・内分泌・代謝センター
龍野一郎	東邦大学医療センター佐倉病院 糖尿病・内分泌・代謝センター教授
番　典子	東邦大学医療センター佐倉病院 糖尿病・内分泌・代謝センター
徳田安春	地域医療推進機構本部顧問
岩岡秀明	船橋市立医療センター代謝内科部長
森尾比呂志	成田赤十字病院総合内科部長
時永耕太郎	国保松戸市立病院診療局内科診療局長
橋本尚武	東京女子医科大学八千代医療センター副院長 / 糖尿病・内分泌代謝内科教授
山本恭平	千葉市立青葉病院院長
大村昌夫	横浜労災病院内分泌・糖尿病センター センター長
羽田俊彦	国立病院機構災害医療センター腎臓内科医長
伴　俊明	いすみ医療センター病院長
西村元伸	国立病院機構千葉東病院副院長 / 糖尿病・内分泌内科
井上大輔	帝京大学ちば総合医療センター第三内科教授
岡崎　亮	帝京大学ちば総合医療センター第三内科教授
栗林伸一	三咲内科クリニック院長 / 理事長
大西由希子	朝日生命成人病研究所治験部長 / 糖尿病代謝内科
内田大学	ほたるのセントラル内科院長
南郷栄秀	東京北医療センター総合診療科医長

序

　本書は，主に臨床研修医・総合診療医（家庭医）・一般内科医・各科医師を読者対象として，「外来や病棟で遭遇する頻度が高い症候・疾患」および「頻度は低いが絶対に見逃してはいけない症候・疾患」に的を絞り，臨床的に重要なポイントを解説したポケットサイズのマニュアルです．糖尿病だけ，内分泌内科だけではなく，両者を統合してコンパクトな1冊にまとめました．この度，中外医学社の定評ある「グリーンノート」シリーズの1冊として刊行させていただきます．

　内分泌代謝内科は，「難しそう，取っ付きにくい」「稀な疾患ばかりでしょう？」とよく言われますが，けっしてそんなことはありません．糖尿病，脂質異常症，高尿酸血症などはもちろんですが，甲状腺機能低下症，甲状腺機能亢進症，原発性アルドステロン症，骨粗鬆症，副腎インシデンタローマ（偶発腫瘍）なども，病棟や一般外来でよく遭遇する common disease です．一方，頻度は低くとも見逃すと致命的な甲状腺クリーゼや副腎クリーゼなどは，「つねにその可能性も念頭におくこと・疑うこと」が重要になります．

　ご執筆は，臨床の第一線でご活躍されている経験豊富な先生方にお願いいたしました．

　本書の特徴は，以下の通りです．
　1）総論では，身体所見も重視し，身体診察の第一人者徳田安春先生に「フィジカルから内分泌疾患を診断する！」をご執筆していただきました．
　2）各論では，最初に重要な「POINT」を箇条書きで列記しました．
　3）「フローチャート」を提示し，診断・治療の流れが一目でわかるようにしました．
　4）適宜，具体的な「症例」も提示しました．
　5）疫学や病態生理は教科書に譲り，「何を考えるべきか？」「何を

すべきか？」を優先して解説いたしました.

6）「総合診療医と専門医の一問一答」では，特に重要な5つの疾患について，第一線の総合診療医（南郷栄秀先生）が日常診療で感じているさまざまな疑問点についてのQ&Aを収録しました．教科書や類書にはない実践的なQ&Aになったと自負しております.

なお，本書では省略しました頻度の低い疾患や，さらに詳しい内容につきましては，ぜひ私どもの「ここが知りたい！内分泌疾患診療ハンドブック」と「ここが知りたい！糖尿病診療ハンドブック」もご参照いただければ幸いです.

本書を白衣のポケットに入れていただき，当直や病棟・外来での診療でお役に立てていただければ，執筆者一同の大きな喜びです.

最後になりますが，ご多忙な中迅速にご執筆していただいた分担執筆者の先生方，企画の段階から刊行までずっとサポートしていただいた中外医学社企画部の五月女謙一さんに厚く御礼を申し上げます.

2017年4月

船橋市立医療センター代謝内科　岩岡秀明

目　次

Ⅰ ▶ 総論

1. 外来診療で内分泌疾患を見逃さないために
   〈川名秀俊　龍野一郎〉　1
2. 内分泌・代謝疾患における検査のポイント
   〈番　典子　龍野一郎〉　6
3. フィジカルから内分泌疾患を診断する！　〈徳田安春〉　11

Ⅱ ▶ 緊急を要する疾患

1. 低血糖（昏睡）……………………………〈岩岡秀明〉　21
2. 高血糖クライシス（DKA，HHS）………〈岩岡秀明〉　26
3. 甲状腺クリーゼ …………………………〈岩岡秀明〉　34
4. 副腎クリーゼ ……………………………〈森尾比呂志〉　40
5. 高カルシウム血症クリーゼ ……………〈時永耕太郎〉　44
6. 粘液水腫性昏睡 …………………………〈橋本尚武〉　48

Ⅲ ▶ 外来で重要な症候

1. 高血圧 ……………………………………〈時永耕太郎〉　53
2. 体重減少 …………………………………〈山本恭平〉　58
3. 多尿 ………………………………………〈岩岡秀明〉　64
4. 浮腫 ………………………………………〈大村昌夫〉　69
5-1. 低ナトリウム血症 ………………………〈羽田俊彦〉　72
5-2. 高ナトリウム血症 ………………………〈羽田俊彦〉　79
6-1. 低カリウム血症 …………………………〈羽田俊彦〉　84
6-2. 高カリウム血症 …………………………〈羽田俊彦〉　90

IV ▶ 重要な内分泌疾患

1. 甲状腺機能低下症（橋本病）⋯⋯⋯⋯⋯⋯⋯⋯〈伴　俊明〉　96
2. 甲状腺機能亢進症（バセドウ病を中心に）〈伴　俊明〉　101
3. 原発性アルドステロン症 ⋯⋯⋯⋯⋯⋯⋯⋯〈大村昌夫〉　108
4. クッシング症候群 ⋯⋯⋯⋯⋯⋯⋯⋯⋯⋯〈森尾比呂志〉　112
5. 副腎皮質機能低下症（アジソン病）⋯⋯⋯〈西村元伸〉　120
6. 副腎インシデンタローマ（偶発腫瘍）⋯⋯〈西村元伸〉　126
7. 骨粗鬆症 ⋯⋯⋯⋯⋯⋯⋯⋯⋯⋯⋯⋯⋯〈井上大輔〉　132
8. 原発性副甲状腺機能亢進症 ⋯⋯⋯⋯⋯⋯〈岡崎　亮〉　138
9. 下垂体機能低下症
  ACTH 単独欠損症，シーハン症候群⋯〈橋本尚武〉　144
10. SIADH ⋯⋯⋯⋯⋯⋯⋯⋯⋯⋯⋯⋯⋯〈羽田俊彦〉　150
11. 尿崩症 ⋯⋯⋯⋯⋯⋯⋯⋯⋯⋯⋯⋯⋯⋯〈羽田俊彦〉　156

V ▶ 重要な代謝疾患

1-1. 糖尿病：症候・診断と慢性合併症，生活療法
  （2 型糖尿病を中心に）⋯⋯⋯⋯⋯⋯〈栗林伸一〉　162
1-2. 2 型糖尿病の薬物療法 ⋯⋯⋯⋯⋯⋯⋯〈大西由希子〉　173
2. 高尿酸血症・痛風 ⋯⋯⋯⋯⋯⋯⋯⋯⋯〈内田大学〉　184
3. 肥満症 ⋯⋯⋯⋯⋯⋯⋯⋯⋯⋯⋯⋯⋯〈大西由希子〉　190
4. 脂質異常症 ⋯⋯⋯⋯⋯⋯⋯⋯⋯⋯⋯⋯〈内田大学〉　194
5. メタボリックシンドローム ⋯⋯⋯⋯⋯⋯〈栗林伸一〉　201

Q&A ▶ 総合診療医と専門医の一問一答 〈南郷栄秀　岩岡秀明〉

1. 甲状腺機能亢進症 ⋯⋯⋯⋯⋯⋯⋯⋯⋯⋯⋯⋯⋯⋯⋯　210
2. 甲状腺機能低下症 ⋯⋯⋯⋯⋯⋯⋯⋯⋯⋯⋯⋯⋯⋯⋯　214
3. 二次性高血圧 ⋯⋯⋯⋯⋯⋯⋯⋯⋯⋯⋯⋯⋯⋯⋯⋯⋯　219
4. 副腎不全 ⋯⋯⋯⋯⋯⋯⋯⋯⋯⋯⋯⋯⋯⋯⋯⋯⋯⋯⋯　223
5. 糖尿病 ⋯⋯⋯⋯⋯⋯⋯⋯⋯⋯⋯⋯⋯⋯⋯⋯⋯⋯⋯⋯　227

索引⋯⋯⋯⋯⋯⋯⋯⋯⋯⋯⋯⋯⋯⋯⋯⋯⋯⋯⋯⋯⋯⋯⋯⋯⋯　235

「II 緊急を要する疾患」「III 外来で重要な症候」「IV 重要な内分泌疾患」「V 重要な代謝疾患」では，各項目の疾患・症候の**緊急度のレベル，頻度のレベル**をそれぞれ★の数（3段階）で示しています．

緊急度
☆☆★ 通常診療で問題ない
☆★★ なるべく早く判断・紹介する
★★★ 大至急専門医に紹介・搬送する！

頻度
☆☆★ 専門医でもあまり出会わない
☆★★ 非専門医でも出会うことがある
★★★ 非専門医でもよく出会う

I 総論

1 外来診療で内分泌疾患を見逃さないために

① 内分泌疾患は決して稀ではない．本邦における約4,300万人の高血圧患者のうち，10％は内分泌疾患に起因した二次性高血圧である．頭部MRIでは下垂体偶発腫が，腹部CTでは副腎偶発腫がしばしば見つかる．人間ドックでは受診者の10％程度に甲状腺機能異常を認める．

② 内分泌緊急症である副腎クリーゼや甲状腺クリーゼといった一部の状況を除いて，多くの内分泌疾患は緊急を要さない慢性疾患である．生命予後よりもQOL（quality of life）に直結する．急性発症する内分泌疾患は少なく，徐々に顕在化してくるため，診断に時間を要する場合がある．

③ 内分泌疾患は，「ありふれた症候」と「特徴的な症候」が混在している．詳細な問診と身体診察を行い，特徴的な症候に気づくことで，診断前確率は飛躍的に上昇する．一方で，特徴的な症候を見逃すと，検査が増えたり，診断までに時間を要したり，多大な労力を費やしてしまう場合がある．

④ ここでは，日常診療の中で，患者の訴えや自覚症状，身体的特徴，一般検査所見から，どのような内分泌疾患が疑われるのか，概説する．

　内分泌疾患の発見は，日常診療の中で拾い上げることから始まるといってよい．ここで問題になるのは，多くの内分泌疾患は患者の訴えや症候が特徴的ではないことがあり，また患者自身も内分泌専門医を最初から受診することが少ない，ということである．診療にあたった医師側が内分泌専門医でなかったとしても，内分泌疾患を念頭においていなければ，本態性高血圧症や不定愁訴であるといった誤った判断で見逃されてしまう．実際には患者自身の訴えや，健康診断などの一般検査所見の中に内分泌疾患を示唆するヒントが隠れていることは少なくないにも関わらず，一定数以上は見逃され未治療のままでいるか，あるいは治療開始までの不必要な期間が生じてしまうようなこともしばしばである．病歴，症状，身体所見，一般検査項目などの軽微な異常から，診察医の頭の中に「これは内分泌疾患なのではないか」と気づき，アプローチしていく姿勢が重要である．スクリーニング検査を行い，内分泌疾患の可能性が高いと判断されれば，内分泌専門医への紹介を行うことで，救われる患者が多くいることを忘れてはならない．以上をふまえ，内分泌疾患への取り組みとして日常臨床の中での内

分泌疾患の拾い上げを中心に述べる.

内分泌疾患は決して稀ではない

「内分泌疾患」というと何やら難しい疾患で,研修医や一般診療医にとっては発見すること自体が難しい,というような印象があると思われる.しかしながら甲状腺疾患など,比較的頻度が高く,非専門医にとってもしばしば遭遇し,対応を要することがある疾患があることも事実である.内分泌疾患の可能性を疑い,適切な検索が行われれば,検出できる疾患の数は思いのほか多いものになるだろう(表1).

これらの内分泌疾患は様々な疾患の原因としての問題を抱えていることも多く,特に脂質異常症の原因としての甲状腺機能低下症,高血圧症の原因としての原発性アルドステロン症,肥満・糖尿病・高血圧の原因としてのクッシング症候群,尿路結石の原因としての副甲状腺機能亢進症,など,発見される頻度も少なくなく,原因を特定し根本的な対策を講じることで,患者が多大な利益を得ることができるものもあり,見逃されてはならないものである.

• 表1 頻度の多い内分泌疾患

甲状腺疾患	
橋本病	女性の5〜10%,男性の0.5〜2%
Basedow病	女性の1〜3%,男性の0.1%
甲状腺腫瘤	約5%
原発性副甲状腺機能亢進症	0.1〜0.5%
(骨粗鬆症)	女性の5%,男性の1%
性腺機能障害関連	
多嚢胞性卵巣症候群	女性の4〜7%
高PRL血症	?(無月経・乳汁漏出を呈する症例中では多数)
勃起障害	10〜15%;高PRL血症の除外を要する
Klinefelter症候群	男性の0.2%
Turner症候群	女性の0.03%
副腎疾患	
副腎(偶発)腫瘤	剖検例の1.5〜8.7%
原発性アルドステロン症	高血圧症の5〜10%
下垂体(偶発)腫瘤	剖検例の14〜23%

(Jameson JL. Harrison's Endocrinology. McGraw; 2006. p.1-15[1] より改変)

患者の訴えや身体的特徴から内分泌疾患の可能性を疑う

　様々な症状を訴える患者において，問診時にその症状を詳細に傾聴することが，内分泌疾患を疑う契機となることもしばしばである．主訴や随伴症状，現病歴をよく聴取し，内分泌疾患の可能性を考えてアプローチする姿勢が重要である．内分泌疾患を疑う重要な症状・所見を表2にまとめた．

　これらの所見の中には，比較的非特異的な症状と，医師が積極的に問診しないと気づかない症候（顔貌・体型・体重の変化，気温に対する感受性，月経異常，性欲低下など）が含まれるが，このような漠然とした症状が診断の端緒となることがある．非特異的症状については，頻度の高い疾

外来診療で内分泌疾患を見逃さないために

• 表2　内分泌疾患を疑う症状・所見

症状，所見	疑うべき主な内分泌疾患
食欲低下，全身倦怠	副腎不全，甲状腺機能低下症，電解質異常
体重減少（やせ）	甲状腺機能亢進症，褐色細胞腫，副腎不全
体重増加（肥満）	クッシング症候群，甲状腺機能低下症，多嚢胞性卵巣症候群
高血圧	原発性アルドステロン症，クッシング症候群，褐色細胞腫，甲状腺機能亢進症
低血圧	副腎不全，甲状腺機能低下症，電解質異常
耐糖能異常・糖尿病	クッシング症候群，褐色細胞腫，甲状腺機能亢進症，先端巨大症
低血糖	副腎不全，成長ホルモン分泌不全，インスリノーマ
精神症状	甲状腺機能亢進・低下症，副甲状腺機能亢進・低下症，下垂体機能低下症，クッシング症候群，アジソン病
寒がり	甲状腺機能低下症
動悸・振戦・頻脈	甲状腺機能亢進症，褐色細胞腫
徐脈	甲状腺機能低下症，神経性食思不振症
下痢・軟便	甲状腺機能亢進症，VIP産生腫瘍
便秘	甲状腺機能低下症
無月経・月経異常・勃起不全	プロラクチノーマ，下垂体機能低下症，性腺機能低下症，多嚢胞性卵巣症候群
多尿	尿崩症，糖尿病，低K血症，高Ca血症
尿路結石	原発性副甲状腺機能亢進症
色素沈着	アジソン病，クッシング病
多毛	男性型発生：多嚢胞性卵巣症候群，晩発性副腎皮質過形成，男化腫瘍，非男性型：神経性食思不振症，先端巨大症
先端巨大様顔貌	先端巨大症
満月様顔貌	クッシング症候群
粘液水腫様顔貌	甲状腺機能低下症

患から除外をし，そのうえで内分泌疾患を疑いながら診断を進めていく診療のスタイルが重要である．

一般検査所見から内分泌疾患の可能性を疑う

一般検査の異常も内分泌疾患を疑う上で重要である（表3）．特に血清ナトリウム値やカリウム値などの電解質異常は，無症状であったり軽微な数値の異常のみということであれば，放置されてしまい，隠れ持った内分泌疾患の発見が遅れてしまうことがある．このような軽微な一般検査異常を放置せず，追求する臨床姿勢が内分泌疾患の発見につながる．特に，異常の度合いが軽微なものであったとしても，それが長期的に持続しているような時には，何かしらの原因があるものと考えながら診断を進めることが重要である．

• 表3　内分泌疾患を疑う一般検査

検査異常	疑うべき主な内分泌疾患
低Na血症	副腎不全，SIADH，甲状腺機能低下症
低K血症	原発性アルドステロン症，クッシング病，副腎酵素欠損症
高K血症	アジソン病，副腎酵素欠損症，偽性低アルドステロン症
高Ca血症	副甲状腺機能亢進症
低Ca血症	副甲状腺機能低下症
低血糖	副腎不全，成長ホルモン分泌不全，インスリノーマ
高コレステロール血症，高CK血症	甲状腺機能低下症
肝機能障害	甲状腺機能低下・亢進症

内分泌疾患を疑ったら

ここに示したように，患者の訴えや身体的特徴，一般検査所見から内分泌疾患の可能性を感じることができれば，次に各ホルモンの基礎値を測定しスクリーニングを行うことになる．ここで，採血の項目によっては，体位や身体活動に鋭敏に影響を受けるものがあり（レニン活性，アルドステロン，カテコールアミン，コルチゾールなど），可能な限り30分程度の安静の後に採血を行うことが望ましい．また，各種ホルモンのフィードバック機構を考えながら測定項目を選択することも重要である．上位ホルモンと下位ホルモン，あるいは効果の指標（ACTHとコルチゾール，レニン活性とアルドステロン，ADHと血漿浸透圧・Na，など）を同時に測定するように心がける．

このようにして実施したスクリーニング検査で異常が認められるようであれば，内分泌専門医への紹介，あるいは

相談のもとで，さらに精密な検査によって診断を進めることとなる．このような診療過程を経て，正確な診断のもとでの治療がなされることにより，多くの患者が救われる可能性があることを忘れてはならない．

参考文献　1)　Jameson JL. Harrison's Endocrinology. McGraw; 2006. p.1-15.

〈川名秀俊　龍野一郎〉

2 内分泌・代謝疾患における検査のポイント

① 内分泌検査には一般採血，尿検査，負荷試験といった機能検査の他，主に局在診断として画像検査がありここでは機能検査に関して説明をする．
② 各ホルモンには日内変動や性周期があり，ストレスや薬剤，また採取する方法や時間によっても影響を受ける．加えて，検体の保存方法などによってはホルモンが分解され，正確な値を示さないなど，ホルモン測定にあたっては多くの注意が必要である．

内分泌機能検査は採血，尿検体を用いてホルモンやその代謝産物の基礎値を測定し，その後内分泌負荷試験を行う．各ホルモンは通常必要最低限の分泌がされているが何らかの刺激を受けて，ホルモン分泌が促進あるいは抑制される．採血の時間や体位，食事，薬剤などもホルモン値に影響するためこれらの影響が少ないタイミングで検体を採取する必要がある．以下に各ホルモンの特徴と採取や保存，併用薬剤における注意点とホルモン値への影響を示す．

各ホルモンの特徴と測定値へ与える影響について

a. ACTH/コルチゾール

両者とも早朝起床時頃に最も高くなり，その後徐々に分泌は低下し睡眠の1～2時間後に最低値となる（<5μg/dL）．

採血を行ったタイミングにより基礎値が変動する他，様々なストレス要因（心理的ストレス，低血糖，感染や手術，運動負荷など）でもACTH，コルチゾールの分泌は増加する．したがって，患者の病態を踏まえた上で，その検査値が適切値であるかを判断する必要がある．

b. 成長ホルモン（GH）/ソマトメジンC（IGF-1）

GHは大半が入眠時に上昇しその分泌は脈動的なため採取条件によって左右されることに注意が必要である．また運動や睡眠，食事にも影響を受ける．一方IGF-1はGH依存性に肝臓で合成されるが運動や睡眠，食事などには影響されにくい．このためGH単独での評価はせずIGF-1を並行して測定し評価する．なおIGF-1は年齢によって基準値が異なり小児期に増加し思春期にピークを迎え，以降は年齢とともに低下する．また低栄養状態や重症肝障害でも数値に変動がでる点には注意が必要である．

c. プロラクチン（PRL）

プロラクチンは TRH により刺激され分泌されるがその他食事，睡眠，運動，ストレス，性周期，妊娠，エストロゲン製剤，ドーパミン拮抗薬でも分泌刺激を受ける．

特に向精神薬，抗潰瘍薬，制吐薬にはドーパミン拮抗作用を持つ薬剤があり，基礎値は 100ng/mL くらいまで上昇することもあるので使用薬剤の確認が必要である．

d. TSH / Free T3 / Free T4

TSH は視床下部から分泌されて下垂体門脈に分泌される TRH によって分泌を刺激され，その後 TSH は甲状腺を刺激し，甲状腺ホルモン（T3/T4）を分泌する．分泌の抑制にはドーパミン，ソマトスタチンが関わるのでこれらを含む薬剤を使用している場合は基礎値に影響がでる．

なお，TSH には日内変動があり就寝前より上昇し就寝中にピークを迎えその後次第に低下して午後から夕方にかけて低値を示す．この時血中 T3，T4 レベルには変動は認めず TSH の日内変動の意義は明確ではない．

e. レニン活性

レニン活性もアルドステロン同様に体位や薬剤の影響を受けるため測定の際はアルドステロンの項目に記載した薬剤や体位に注意しながら採取を行う．

f. アルドステロン

分泌は主にレニン - アンギオテンシン系を介して分泌されるほか，血漿カリウム濃度や ACTH によって調節を受ける．また分泌の抑制にはドーパミン，心房性 Na 利尿ペプチドが関わる．

その他体位（座位，立位で上昇），加齢，性周期なども影響を与える因子となる．また薬剤では利尿薬，ACE-I，ARB，β遮断薬などの服薬で変動するためこれらの薬剤は測定前に中止する（一般的に利尿薬，ARB，ACE-I，β遮断薬は 2 週間前より中止してカルシウム拮抗薬やα遮断薬への変更が望ましい．α遮断薬やカルシウム拮抗薬は中止の必要性はない）．

g. 抗利尿ホルモン（ADH）

ADH は特に血漿浸透圧の上昇に伴い分泌刺激を受けるほか循環血液量の変化や血圧の変化などでも変動するためこれらの影響と合わせて評価を行う．

h. カテコラミン

体位，食品（バナナ，コーヒー，チーズなど），運動やストレスの影響を受け一日の変動が大きい．このため分泌動態の正確な評価には 24 時間蓄尿を行い各カテコラミンの

分画や代謝産物の測定も必要である.

i. 黄体形成ホルモン（LH）/ 卵胞刺激ホルモン（FSH）

両者とも日内変動はなく食事，運動，ストレスなどの影響は受けないが性別や年齢の影響を受ける（女性は性周期に影響を受け，卵胞期，黄体期，排卵期によって数値が変動する．また加齢により血中 LH，FSH は高値を示す）．

j. アンドロゲン

男性ホルモンを総称してアンドロゲンと呼ぶ．約95%は精巣で作られ残りは副腎にて合成される．男性の場合は日内変動があるため比較的高値を示す日中に測定することが望ましい．一方女性は閉経前であれば月経周期の影響を受けるが日内変動は少ないため基本的には採血のタイミングは一日のうちでいつでも構わない．

k. エストロゲン /プロゲステロン

両者とも月経周期によって変動を受ける．エストロゲンは主に卵胞期で上昇しプロゲステロンは黄体期に上昇するので分泌の促進か抑制かの判定には月経周期を考慮して判定する．

主なホルモンとその影響因子を表にまとめた（表1）.

・表1　ホルモンに影響を与える因子

影響因子	影響を受けるホルモン
日内変動	ACTH，コルチゾール，アルドステロン（朝高く夜低い） TSH（眠前に高くなる），テストステロンは早朝採血が望ましい
ストレス	ACTH，コルチゾール，TSH，アルドステロン， テストステロン
睡眠	GH，PRL
体位	レニン，アルドステロン，カテコラミン
加齢	GH，FSH，LH，エストロゲン，プロゲステロン， テストステロン
性周期	LH，FSH，エストロゲン，プロゲステロン，テストステロン
薬剤	ACTH，コルチゾール，PRL，GH，アルドステロン， カテコラミン
水分，塩分	レニン，アルドステロン，ADH

検体の採取と保存方法

一般的に基礎値，負荷試験などで行う採血は早朝空腹時に行う.

血液資料には，全血，血漿，血清があり，多くのホルモンは血清を用いて測定するが ACTH，アルドステロン，レニン活性，PTH，ADH，セロトニンなど血漿を用いるホル

モンは血中で不安定になりやすく蛋白分解酵素作用を抑制するために抗凝固薬（EDTA-2N や EDTA-2K）を添加した採血管を用い氷中保存しなるべく採取後すぐに血漿に分離する．また溶血により測定値が変化するホルモン（ex. インスリン）もあるので採取時の手技にも注意が必要である．

尿検体に関しては随時尿や蓄尿検体を用いる．
尿中カテコラミンはアルカリ性で壊されるため酸性蓄尿（6N 塩酸を 20mL 入れる）にする．

負荷試験と注意点について

各内分泌器官で産生，分泌されるホルモンは単一で産生，分泌されているのではなく必ず複数のホルモンによって調節されている．このため基礎値の測定だけでは「異常がある」ということはわかっても分泌調節機構のどの部位に異常があるのか診断するためには負荷試験を行い各ホルモンの分泌動態を調べる必要性がある．また負荷試験は疾患の重症度の判定にも役にたつが薬剤負荷のタイミング，採血を行うタイミングは前述した各ホルモンの特徴を念頭に行う．また体位や定期薬の確認も採血条件に関わるため配慮が必要である．

負荷試験はホルモンの変動を体外的に起こさせるため負荷中，負荷後に副作用が生じる場合もある．

負荷試験の副作用は表2に示す．軽症では悪心，嘔気，嘔吐，低血糖症状などがあるが一部には下垂体卒中など重篤な副作用もあるので予想される副作用とその対応を事前に確認し患者に十分説明を行い，同意を得た上で施行する．

内分泌・代謝疾患における検査のポイント

• 表2　負荷試験と副作用

検査	重篤な副作用
下垂体前葉機能試験 （GRH負荷試験，TRH負荷試験，LHRH負荷試験，CRH負荷試験）	下垂体卒中
ブロモクリプチン試験	下垂体卒中
インスリン低血糖刺激試験	低血糖昏睡
フロセミド立体負荷試験	脱水，意識消失

・下垂体卒中：下垂体腫瘍（特にマクロアデノーマ）の症例では負荷試験を契機に腫瘍内部で出血を生じ薬剤負荷後に頭痛，視野異常，意識障害を訴えることがある．このような症状が出現した際には下垂体卒中の可能性を疑い頭部CTを行い脳外科にコンサルトする．
・インスリン低血糖刺激試験は低血糖対策として必ず試験前に静脈ルートの確保と50%ブドウ糖を準備する．
（成瀬栄光，他編．内分泌機能検査実施マニュアル．改訂第2版．診断と治療社; 2010[2]より一部改変）

参考文献

1) 成瀬光栄, 他編. 内分泌代謝専門医ガイドブック. 改訂第3版. 診断と治療社; 2012.
2) 成瀬光栄, 他編. 内分泌機能検査実施マニュアル. 改訂第2版. 診断と治療社; 2012.
3) 鈴木敦詞, 他編. 内分泌診療のファーストタッチ. 文光堂; 2013.

〈番 典子　龍野一郎〉

I 総論

3 フィジカルから内分泌疾患を診断する！

① 内分泌疾患疑いの患者では全身を診察する．頭髪や眼，口の中，頸，そして指の長さなど，診断のための貴重なヒントが隠れていることがある．
② 患者の財布の中身も見る．お金ではなく昔の写真を見て，現在の顔貌などと比べるのだ．これを財布生検という．
③ 患者のベルトも見る．ベルトのブランドではなく溝の跡や新しい穴を見て，体型の変化を見るのだ．これをベルト徴候という．

体型

慢性的な体重の増減については患者さんのベルトを観察するとよい．これをベルト徴候と呼ぶ．ベルトに新しい穴ができている場合や，使用されてる穴が変化している跡がないかどうかを確認する．

クッシング症候群の特徴的な体型は中心性肥満とバファローハンプ（首の後ろのこぶ状隆起）である．赤紫色の皮膚線状がみられる．手足は逆に細くなる．表皮は薄くなり皮下の静脈が透けて診えるようになる．

財布生検

患者の財布の中にある昔の写真を診せてもらう．顔面や首のサイズ，甲状腺腫，靴のサイズなどを確認する．クッシング症候群，先端巨大症，甲状腺機能低下症などの診断には有用である．

呼気臭

糖尿病性ケトアシドーシスの特徴的な呼気臭である．飢餓性のケトアシドーシスでは脂肪の十分な燃焼がないためにアセトン臭はきたさない．純粋なアセトンの香りは果物様ではないが糖尿病性ケトアシドーシスの呼気臭は果物様である．純粋なアセトンの香りはネイルサロンで用いられるネイルカラーの脱色剤（除光液）の香りである．

糖尿病性ケトアシドーシスでの呼気臭は果物味のチューインガムを噛んでいるときの呼気臭に近い．長時間空気にさらされておいていた林檎やバナナの香りである．一方で，アルコール性ケトアシドーシスでの呼気臭は果物様ではない．なぜなら，アルコール性ケトアシドーシスの場合βハイドロキシー酪酸がほとんどであり，これはケト酸ではなく酪酸だからである．

皮膚と爪

　原発性甲状腺機能低下症の皮膚は荒くて乾燥している．対照的に下垂体前葉機能低下症による甲状腺機能低下症の皮膚は細かい．これはタバコ紙のようにシワがよって見えることもある．

　50歳未満の甲状腺機能亢進症では暖かくて細かい皮膚をみる．これは湿った皮膚でもあり，赤ん坊の肌によく例えられる．先端巨大症では過剰に脂肪分の多い皮膚をきたす．時に先端巨大症の患者に似た顔貌の人がいるが，そのような人の皮膚を見ると脂肪分が多くないので，これが鑑別の鍵になることがある．

　皮膚の色素沈着も内分泌疾患で認めることがある．甲状腺機能低下症では高カロチン血症をきたすので，黄色の皮膚をみることがある．びまん性の色素沈着は原発性副腎皮質機能低下症（アジソン病）で認められることがある．これはACTHによるものである．同じ機序によるびまん性の色素沈着はACTH産生腫瘍でも認められ，この場合は逆にクッシング症候群をきたす．

　アジソン病では，粘膜の色素沈着を認めることがあるので，口腔粘膜，特に頬の粘膜をよく観察すると良い．アジソン病ではまた，手術痕などの瘢痕部にもよく色素沈着をきたす．複数の手術を過去に受けていた患者で，1つの手術痕のみに色素沈着が認められた場合にはアジソン病の発症は色素沈着をきたした手術痕に関連する手術の前後であったことを推定させる．

　スプーン状爪は鉄欠乏性貧血で見られることが有名である．しかしながら鉄欠乏性貧血のうち4％のみで見られる程度であり頻度はそれほど多くはない．ターナー症候群のような染色体異常でも認められることがある．そして甲状腺機能異常症や真菌感染症，胃腸疾患，手根管症候群でも認められることがある．

　副腎皮質機能低下症では，爪全体が白色に混濁する変化，leukonychia totalis がみられることがある．これは低アルブミン血症，ペラグラ，亜鉛欠乏症などで認められることもある．

糖尿病の皮膚病変

　糖尿病性リポイド類壊死症をラテン語では necrobiosis lipoidica diabeticorum という．糖尿病に特徴的な下腿前面の皮膚病変．境界線が明瞭な，どす黒い色の平坦な硬い病変として始まる．その後徐々に光沢を帯び，萎縮する．潰瘍を形成するものもある．

　糖尿病性黄色腫のことをラテン語では xanthoma diabeticorum という．下腿の前面にできる円形の柔らかい薄い黄色の皮膚病変．糖尿病皮膚障害を英語では diabetic dermopathy という．境界線が明瞭で萎縮し陥凹した下腿の前面の皮膚病変．下腿の前面をどこかにぶつけた跡のように見えるがそのようなイベントがないのに自然に発生する．

指

握りこぶしをつくらせて第4中手骨の短縮にあるくぼみについて観察する．これは偽性副甲状腺機能低下症，偽性副甲状腺機能低下症，ターナー症候群などで認められる．

色素沈着

原発性副腎皮質機能低下症では皮膚と粘膜の色素沈着が特徴である．手のひらや肘のどす黒い色素沈着や頬の粘膜に青い色を帯びた色素沈着を見ることがある．これは MSH の構造に似た ACTH の影響である．そのため下垂体性あるいは視床下部性の副腎皮質機能低下症では色素沈着はみられない．

また，人種や民族，混血による色素沈着の影響もあるので注意する．黒人では上記のような色素沈着はよく認められる．ヨーロッパや北米の白人も混血があればやはり色素沈着を認める．そのため臨床的には，乳首の色素沈着がないことがむしろ重要となる．男性でそれがなければ慢性の原発性副腎皮質機能低下症の可能性は低いと考えられる．

頭髪

びまん性の脱毛は，薬剤性，甲状腺機能低下症，下垂体前葉機能低下性，甲状腺機能亢進症，副甲状腺機能低下症，全身性エリテマトーデス，そして重金属中毒などで見られる．頭髪が細いときは甲状腺機能亢進症，粗髪の毛は甲状腺機能低下症の可能性を考える．

顔貌

粘液水腫の顔貌は，顔全体がむくみ，黄色を帯びている．髪は粗く，皮膚は乾燥して粗である．皮膚が黄色くなるのは高カロチン血症の影響である．ネフローゼ症候群でも見たような黄色いむくんだ顔になる．これはウロビリンの影響である．

クッシング症候群では満月様顔貌が有名である．その最大の特徴は両側の頬部の皮下脂肪の増加である．患者に対面し，顔の脂肪分のために耳介が隠れて見えなくなると陽性徴候ととる．しかしながら有病率が低い疾患なのでこの徴候が陽性でも陽性的中率は低い．

多発性内分泌腫瘍2型，すなわちシップル（Sipple）症

フィジカルから内分泌疾患を診断する！

候群は特徴的な顔を呈することがある．まぶたと唇が肥厚して，逆三角形の形である．また，この症候群ではマルファン症候群様の身体特徴を持つことがある．甲状腺の髄様がんと副腎髄質の褐色細胞腫の発症リスクがあり，しかも両側で起こる可能性がある．

眉毛

Hertoghe 徴候とも呼ぶ．両側の眉毛の外側 3 分の 1 の脱落である．これをみたらまず甲状腺機能低下症を考慮すべきである．高齢化，ライ病またはタリウム中毒などでも同様な脱落を見ることがある．一方で，外側 3 分の 1 だけでなくすべての眉毛の脱落を見た場合には全身性エリテマトーデスや梅毒を考えるべきである．

表情の変化や顔貌の刑事的な事情は以前の顔写真との比較を行うと良い．これは財布生検と呼ばれている．財布の中には免許証や以前の顔写真が入っていることが多いからである．最近ではスマホの中に過去の写真があるのでスマホ生検と呼んでもよいかもしれない．

眼球

グレーブス病では様々な眼球の所見を認めることがある．眼球突出，眼瞼の腫脹，眼球の血管雑音聴取などがある．Graefe 徴候は眼球の動きに眼瞼の動きが遅れることである．Stellwag 徴候は，瞬目が少ない突出した眼球でじっと見つめている様子である．その他まだまだあるが，それらについては成書を参照されたい．

結膜

結膜の浮腫は英語で，chemosis と呼ばれている．原因としてよくあるのが，血管透過性の上昇，静脈圧の上昇，血中アルブミン濃度の低下，内分泌代謝疾患，または眼球周囲の組織における病変である．

血管透過性の上昇をきたすものには，感染症，過敏反応，クインケ浮腫，早期の髄膜炎などがある．静脈圧の上昇をきたすものとしては上大静脈症候群がある．一方で純粋な右心不全では結膜の浮腫は稀である．

内分泌代謝疾患で結膜の浮腫をきたすものにはグレーブス病（バセドウ病）による甲状腺機能亢進症と粘液水腫をきたす甲状腺機能低下症がある．急性の片側結膜浮腫は頭蓋底前方部分骨折のサインのことがある．

角膜

角膜を横切るように帯状に白く混濁したものを band keratopathy，すなわち帯状角膜症と呼ぶ．ひどい場合は結膜にも達する．高カルシウム血症をきたす病態でよく見

られる．原発性副甲状腺機能亢進症，サルコイドーシス，ビタミン D 中毒，そしてミルクアルカリ症候群などである．高カルシウム血症が正常化したあとも，この所見は残る．高カルシウム血症以外でも以下のような病態で認められることがある．二次性副甲状腺機能亢進症，ベリリオーシス，多発性骨髄腫，ホジキン病，関節リウマチ，痛風，結核などである．

　角膜の周辺にミルク色の色素沈着によって石灰リングを見るものをリンブス徴候，limbus sign と呼ぶ．老人環すなわち Arcus senilis とよく間違われる．高カルシウム血症で認められる．高カルシウム血症がなくても，血清カルシウム×リンの積が上昇した場合にも認められることがある．老人環は高齢者で認められる変性徴候である．アークと呼ばれているようにまず弓形から始まる．

　カイザー・フライシャー角膜輪は Kayser と Fleischer によって初めて記述された．銅が角膜周囲のデスメ膜に沈着し緑色のリングを示す．未治療のウイルソン病で，肉眼観察でも認められる．ウイルソン病の治療をしていくとこの角膜輪は消失していく．ただし，スリットランプで認められるわずかな緑色の輪はウィルソン病以外の肝臓の病気や多発性骨髄腫で血清銅が上昇したときに認められ得る．老人環がある人にビリルビンやカロチン，リコペンが沈着しても同様な所見をみることがある．ビリルビンやカロチン，リコペンは皮膚にも沈着し，ビリルビンは強膜によく沈着するが，ウィルソン病での銅は皮膚にも胸膜にも沈着しない．

　一方で，褐色の角膜輪はアジソン病に特徴的なものである．これは上方と下方のアークとしてまず認められる．

舌

　舌の巨大化を認めた場合にはいくつかの疾患を考慮する．代表的なものとして，アミロイドーシス，甲状腺機能低下症，先端巨大症，そしてダウン症候群がある．

　亜鉛やナイアシンの欠乏症だけでなく，クッシング症候群や甲状腺機能低下症，偽性副甲状腺機能低下症などの内分泌疾患でも味覚障害をきたすことがある．

耳介

　アジソン病では耳介の硬化や石灰化がみられることがある．耳介の石灰化はまた高カルシウム血症をきたす病態や，甲状腺機能亢進症，糖尿病，先端巨大症，下垂体機能低下症などでも認められることがある．アルカプトン尿症や薬剤性のオクロノーシスでは耳介に青黒色の色素沈着をきた

すことがある．これはホモゲンチジン酸の沈着によるものである．

耳下腺

内分泌代謝疾患は無痛性の両側耳下腺の腫脹をきたすことがある．甲状腺機能亢進症，糖尿病，ペラグラ，肥満，ビタミンA欠乏症などである．

両側耳下腺の腫脹では，原因の鑑別が重要である．急性では流行性耳下腺炎などがある．慢性では薬剤性，腫瘍性，ミクリッツ病，サルコイドーシス，などがある．

甲状腺

甲状腺腫大が大きいとき視診でもそれを認めることがある．甲状腺炎，甲状腺機能低下症，甲状腺機能亢進症などである．甲状腺機能亢進症では痩せを認めることがあり，そのため甲状腺腫大がみやすくなるという理由もある．舌の下面に舌甲状腺を認めることがある．甲状腺機能亢進症では甲状腺の表面の皮膚に発赤を認めることがある．これをマロニー徴候と呼ぶ．

甲状腺の触診には後方アプローチと前方アプローチがある．後方アプローチでは患者の真後ろに立ち両手の第二および第三の指で両側の甲状腺の内側から外側に向かってなめらかに触診していく．このとき，唾液または水分を2回ほど飲んでもらうと甲状腺が挙上されて触診しやすくなる．前方アプローチでは片側ずつ触診していく．itshmusの触診も忘れずに行う．

甲状腺のびまん性腫大または結節の有無について評価する．多発性の結節ではプランマー病の可能性も考慮する．結節を認めたら原則としてエコー検査を行う．ゴムのような硬さの甲状腺は橋本病や亜急性甲状腺炎で認められる．石のように固い甲状腺はがんの可能性を考慮する．甲状腺の腫大があり両側の頸動脈拍動が消失したときベリー徴候と呼ぶ．甲状腺がんが頸動脈の周囲に浸潤するために拍動が消失する．

甲状腺の血管雑音が聴診されれば，グレーブス病を示唆する．ただし，大動脈弁狭窄症の心雑音からの放散と区別するために心臓の聴診も必ず行うこと．また，静脈コマ音と紛らわしいこともある．同じ側の静脈を指で圧迫して消失するときは静脈コマ音を考える．

甲状腺周囲のリンパ節腫脹は甲状腺がんの転移で認められることがある．また，亜急性甲状腺炎や橋本病，気管のがんなどでも認められることがある．

16　　　　JCOPY　498-12376

ペンバートン徴候

両耳に上腕が接する位まで,患者に両上肢をまっすぐに挙上させる.この状態で,3分以内に顔面が赤くなると陽性である.Pembertonは20世紀のリバプールの医師.大きな甲状腺腫大や上大静脈症候群,胸郭出口症候群なので,頭からの静脈の流れが遮断されるために陽性となる.

女性化乳房

女性の乳房という意味であり,「男性」においてのみ異常である.しかしながら実際には健康な男性でもよく見られる.若い男性の30%で見られ,中年男性の70%程度でも見られる.皮下脂肪ではなく乳腺組織が増殖していることが重要であるので,下記のような事項があれば病的な女性化乳房として原因検索を進める.すなわち,急激な増大,痛み,表面が不整,変形した腫瘤の形成,または睾丸腫大の合併などである.

原因としては薬剤性が多い.その他の原因として,甲状腺機能異常症,副腎皮質過形成,膵組織の過形成,糖尿病,前立腺疾患,精巣疾患,肝硬変などがある.

心臓

甲状腺機能低下症による粘液水腫では心臓が拡大する.心臓の拡大の評価では最強拍動点の触診は重要である.胸骨垂直中線から水平で10cm以上外側に最強拍動点がシフトしている場合は心臓の拡大があると考える.

心嚢液の貯留を疑った場合には必ず心臓の聴診を行う.心膜摩擦音が聴取された場合,心嚢液貯留の原因は,ウイルス性,細菌性,放射線後,心筋梗塞後の心嚢液の貯留などであると考えられる.粘液水腫や左心不全による心嚢液の貯留では心膜摩擦音は聴取されない.

大腿動脈

大腿動脈を聴診器の膜面で圧迫しながら聴診すると収縮雑音が聴かれる.これは正常である.デュロジェ徴候とは,このときに拡張期血管雑音も聴取されることである.そのためダブル雑音とも呼ばれている.この徴候は大動脈弁閉鎖不全症で認められることが有名である.

しかしながら甲状腺機能亢進症などの高拍出量性状態でもこの徴候が陽性となることがある.これを見分けるためには以下の方法を用いる.大動脈弁閉鎖不全性では拡張期に逆流が認められるので,聴診器を足の方向に向けて傾けると拡張期雑音が増強する.一方で,甲状腺機能亢進症などでは拡張期の逆流が認められないため,聴診器を足の方向に向けて傾けると拡張期雑音は消失するか弱くなる.

下腿

下腿前面の粘液水腫を英語では pretibial myxedema という. オスラーによって初めて記載された. 紫色の皮膚の硬結である. 下腿の前面および足背に生じる. 逆説的ではあるが, 甲状腺機能亢進症で認められる.

粘液水腫とはもともと粘液性の浮腫という意味である. そのため非細胞性のたんぱく質成分を含む水分貯留による腫脹は, 全て粘液水腫なのである. これが体全体の皮下に及んだ場合に, 甲状腺機能低下症による粘液水腫と呼ばれる. 下腿の前面にのみ認められた場合には甲状腺機能亢進症を考えるのである.

筋肉

低ナトリウム血症では, 急性の筋肉の圧痛を見ることがある. また, 感染症や多発性筋炎などでも認めることがある. 慢性的な全身の筋肉の圧痛は, 副甲状腺機能低下症や膠原病類縁疾患, マッカードル病などの代謝性筋疾患でも認められる.

アステリキシス

陰性ミオクローヌスにより姿勢保持障害をきたすもの. 原因としては, 肝性脳症や CO_2 ナルコーシス, そして尿毒症が有名である. その他には, 低カリウム血症, 低マグネシウム血症, 薬剤などでも見られることがある.

振戦

振戦が悪化するというのは振幅が大きくなること. パーキンソン症候群での振戦は安静時に振幅が大きく, 動作で振戦のスピードが速くなるが, 振幅は小さくなる. なので安静時振戦という. 逆に, 小脳性振戦は意図した動作で悪化するので企図振戦という.

内分泌代謝性疾患で起こる振戦は比較的単位時間の振動数が速い姿勢時振戦である. 両手を前胸部に差し出して姿勢を保持させてみると良い. その原因としては以下のような内分泌代謝疾患がある. 甲状腺機能亢進症, 低血糖, 褐色細胞腫である.

アキレス腱反射

アキレス腱反射による腓腹筋収縮の速度は甲状腺機能亢進症で増加する. また甲状腺機能亢進症ではアキレス腱反射における弛緩相時間が短縮する. 逆に, 甲状腺機能低下症ではアキレス腱反射の弛緩相時間が延長する.

しかしながら, 様々な疾患でアキレス腱反射の弛緩相時間に異常を見ることがある. 特定の神経疾患でその時間の短縮を見ることがある.

また下記のような疾患で, その時間の延長を見ることが

ある．神経梅毒や脊髄空洞症，悪性貧血，糖尿病，サルコイドーシスなどによる神経障害，低体温症，薬剤性，年齢による影響などである．

アキレス腱反射の弛緩相時間の延長は糖尿病性神経障害でも認められる．糖尿病性神経障害において，何度も腱反射手技を繰り返していると徐々に弛緩相時間が延長し，ついには反射そのものが認められなくなることがある．

クボステック試験

19世紀にウイーンの医師 Chvostek により初めて示された．耳介の前面下部にある顔面神経の走行部位を打腱器で軽く叩く．筋肉の過敏性亢進による表情筋収縮を見れば陽性．これは反射ではないのでクボステック反射とは呼ばないこと．

図で示すように，C領域（クボステック点）とS領域（シュルツ点），およびサイドバーン領域をすべてそして両側をそれぞれ複数回叩くようにする．この試験では偽陽性が多い．両側収縮があること，連続した複数回の収縮が見られること，眼輪筋の収縮も必須とする．口角の軽い動きは筋肉の収縮ではなく打鍵器で叩いた影響で動いてみえることがあるので注意を要する．

この試験が陽性となる疾患は低カルシウム血症，低マグネシウム血症，そしてアルカローシスである．これらが原因で起きた場合は，テタニーとも呼ぶ．偽陽性が見られる疾患には以下のようなものがある．錐体路障害，ジフテリア，麻疹，猩紅熱，百日咳，腸チフス，扁桃腺疾患，結核，

フィジカルから内分泌疾患を診断する！

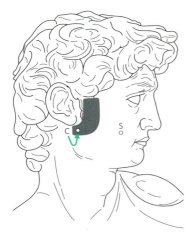

• 図1 クボステック試験
C領域（クボステック点）とS領域（シュルツ点），およびサイドバーン領域（グレーの範囲）を示す．(Swartz MH. Textbook of Physical Diagnosis, 7th ed. Amsterdam: Elsevier; 2014[1] より)

粘液水腫，などである．錐体路障害で起こる偽陽性は「反射」である．

低カルシウム血症でこの試験が偽陰性となる状況としては低カリウム血症の合併がある．低カリウム血症によって筋肉の興奮性が減弱するからである．この場合，低カリウム血症を最初に補正するとクボステック試験が陽性となりうる．

トルソー徴候

トルソーは19世紀のフランスの医師．つまり，Trousseauはフランス語であり，英語での読み方はトゥルーソー．上腕に血圧測定用のカフを巻き，収縮期血圧以上の圧を加えて最低3分間観察する．検査側の手首の関節の屈曲とすべての指が伸展するような手位をみたときに陽性とする．この手位は「産科医の手」とも呼ばれている．これは「婦人科医の手」と混同してはならない．婦人科医の手は正中神経麻痺のときに見られる手位であり，祈祷師の手または猿手と呼ばれるものである．

トルソー徴候は低カルシウム血症，低マグネシウム血症，アルカローシスで陽性となる．これらが原因で起きたときテタニーと呼ぶ．クボステック試験やトルソー徴候はテタニーをみるときに使われるフィジカルである．外顆の上部を軽く打鍵器で叩いたとき，外転や伸展，または外がえしの動きをみたときもテタニーと呼ぶ．

参考文献

1) Swartz MH. Textbook of Physical Diagnosis, 7th ed. Amsterdam: Elsevier; 2014.
2) Sapira JD. The Art and Science of Bedside Diagnosis. altimore, Maryland: Williams & Wilkins; 1990.

〈徳田安春〉

II 緊急を要する疾患

1 低血糖（昏睡）

緊急度 ★★★　頻度 ☆★★

① すべての意識障害患者における診療の第一歩は，まず低血糖を除外することである．必ず簡易血糖測定器で血糖値を測定する．
② 糖尿病患者では70mg/dL以下，非糖尿病患者では血糖値が低く臨床徴候を伴うもの，と定義される．
③ 麻痺，けいれんなど脳梗塞を疑う症状を呈することもある．
④ 治療とともに，低血糖の原因検索が重要である．
⑤ 糖尿病とは関係ない内因性低血糖症の発症頻度は，インスリノーマがもっとも多く，インスリン自己免疫症候群，インスリン拮抗ホルモン低下症，反応性低血糖の順である．サプリメントのαリポ酸内服によるインスリン自己免疫症候群の増加が，最近の特徴である．
⑥ 飢餓やアルコール依存症患者の低血糖ではWernicke脳症を予防するため，ブドウ糖を投与する前に，ビタミンB_1を投与する．
⑦ SU薬による低血糖は遷延することが多く，特に高齢者ではSU薬の効果は3～4日間以上も持続することがある．したがって，救急外来で一度意識が回復しても必ず入院加療とする必要がある．

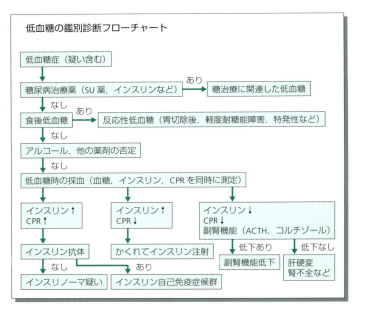

低血糖の鑑別診断フローチャート

低血糖の定義と分類

一般に血糖値が 70mg/dL 以下の状態を低血糖と定義する.

米国糖尿病協会（ADA）の診断基準（表 1）では，症状の有無で，症候性低血糖（documented symptomatic hypoglycemia）と無症候性低血糖（asymptomatic hypoglycemia），および意識レベルの低下があり第 3 者の助けが必要な重症低血糖（severe hypoglycemia）の 3 つに分類している[1]．普段から高血糖が続いていると，70mg/dL 以上でも低血糖症状を自覚することがあるが，この場合は偽性低血糖（pseudo-hypoglycemia）に分類される.

• 表 1　米国糖尿病協会（ADA）による低血糖の分類と診断基準

Hypoglycemia（低血糖）	Definition（定義）
Severe	第3者の助けを必要とし，血糖の正常化で改善
Documented Symptomatic	血糖値が70mg/dL以下で典型的な症状あり
Asymptomatic	血糖値が70mg/dL以下で症状がない
Probable Symptomatic	自己対応で改善する典型的症状だが，血糖値の裏づけがない
Pseudo-hypoglycemia	典型的症状を認めるが血糖値が70mg/dL以上ある

(Cryer PE, et al. Diabetes Care. 2003; 26: 1902-12[1] より)

最初にすること

【糖尿病患者の場合】

a. 意識障害がない（経口摂取が可能な）場合

● ブドウ糖 10〜15g を服用させる（砂糖，ジュースなどでも可）.

● ブドウ糖服用後，5〜10 分たっても症状の改善がなければ，さらに追加服用させる.

b. 意識障害がある（経口摂取が不可能な）場合

以下の順番で対処する.

● グルカゴン 1 バイアル（1mg）1 回筋注（静注でも可）. ただし，肝硬変を伴っている場合は無効である.

● 10%ブドウ糖で血管確保し，50%ブドウ糖 40mL を静注する. 静注後，5〜10 分たっても回復しない場合は，さらに 40mL を静注する.

● 10%ブドウ糖 500mL を点滴静注する.

【飢餓やアルコール依存症患者の低血糖の場合】

ブドウ糖を投与する前にビタミン B_1 100mg を静注する. Wernicke 脳症予防のためである.

上記の処置を行っても回復せず，副腎不全や脳浮腫が疑

われる場合，頭部 CT スキャンを撮り，以下の処置を行う．
ヒドロコルチゾン（ハイドロコートン）100～250mg 静注，
またはデキサメタゾン（デカドロン）10mg 静注．および
20%マンニトール（マンニゲン）200mL 点滴静注．

SU 薬の内服，作用時間の長いインスリン製剤の誤投与，
腎機能低下，高齢者などでは，ブドウ糖静注により一度意
識が回復しても入院とする．

低血糖症の鑑別診断

頻回に低血糖を繰り返す場合や糖尿病の既往がない場合
は，糖尿病治療と関係しない内因性低血糖症の鑑別が必要
になる．

内潟らの調査では，我が国の内因性低血糖症の発症頻度
は，インスリノーマがもっとも多く，インスリン自己免疫
症候群，インスリン拮抗ホルモン低下症，反応性低血糖の
順であった[2]．

低血糖症鑑別診断のためのフローチャートを p.21 に示
す．

SU 薬による低血糖について

経口血糖降下薬（SU 薬）による低血糖は遷延すること
が多く，特に腎機能が潜在的に低下している高齢者では，
SU 薬の効果は 3～4 日間以上も持続することがある．その
ため，救急外来で一度意識が回復しても必ず入院加療とす
る必要がある．表 2 に SU 薬による低血糖（昏睡）の特徴
を示す[3]．

SU 薬が原因で低血糖を起こした高齢者に対しては，処
方の見直しを行うと共に，食事が通常の 1/2 くらいしか摂
取できない場合には SU 薬も 1/2 量とし，1/3 以下の場合
は SU 薬を服用しないように指導する．

高齢者では多剤が処方されて一包化されている場合が多

• 表 2　SU 薬による低血糖（昏睡）の特徴

1. 高齢者
2. 腎機能の軽度低下
　　（血清Crは正常あるいは軽度上昇）
　　→高齢者は，血清Crのみで腎機能を評価できない
3. グリベンクラミド（オイグルコン）を服用中
　　最近はグリメピリド（アマリール）も増えている
4. 血糖コントロールは良好（HbA1c≦7.0%）
5. 患者の理解力にやや難（認知症も含む）
6. シックデイルールの説明を受けていない
　　（家族を含めて）

（松尾哲. SU薬. In: 岩岡秀明, 他編. ここが知りたい！　糖尿病
診療ハンドブックVer.3. 中外医学社; 2017. p. 82-8[3] より）

いため，SU 薬はあえて「別包」とし，家族には上記のような低血糖の予防法を説明・指導する必要がある．

なお，高齢者（70 歳以上）では SU 薬の使用はなるべく避けることが重要である．使用する場合でも，もっとも強力な SU 薬であるグリベンクラミド（オイグルコン）の使用は避け，グリクラジド（グリミクロン）やグリメピリド（アマリール）を使用する場合も，最少量から開始するよう留意する．

過去 7 年間（2003 年 1 月～09 年 8 月），救命救急センターを有する当院に低血糖による意識障害で救急入院となった 29 例の糖尿病患者を検討した結果では，SU 薬使用例は 22 例，インスリン使用例は 4 例，自殺企図 1 例，詳細不明 2 例であった．また，24 例（82%）の患者は，他の診療所または病院に通院中の患者であった．

29 例の平均年齢は 77 歳，平均 eGFR は 50.7mL/分，入院中（10 例）の平均 HbA1c は 6.7%，平均総内服薬数は 6.7 剤．高齢者で腎機能が軽度低下し，血糖コントロールが良好で，多剤服用中の患者が多いという傾向がみられた．

SU 薬使用例 22 例における SU 薬の内訳は，グリベンクラミド（オイグルコン）が 11 例，グリメピリド（アマリール）が 7 例，グリクラジド（グリミクロン）が 3 例，不明が 1 例．これら 22 例の予後は，遷延性意識障害が 4 例，死亡 2 例と，27% もの患者が予後不良であった．

当院におけるこの分析結果からも，SU 薬処方における低血糖の危険性の高さが強く示唆される[4]．

生活指導・自動車運転時の注意

低血糖は患者ごとに原因や事情が異なるので，患者とよく話し合い，原因の特定に努める．その結果を踏まえて治療法を見直し，再発を起こさないための生活指導を行う．

薬物療法を行っている糖尿病患者には，糖尿病である旨や服用中の薬剤名などを記した緊急連絡用の「ID カード」を常に携行させるようにするとよい．そのうえで，家族や友人，親しい同僚，教師などには低血糖時の処置を説明し，協力を求めている．「ID カード」は日本糖尿病協会に問い合わせれば，送料のみで入手できる．

また，自動車を運転する患者には必ず，ブドウ糖を多く含む食品（缶ジュース，チョコレートなど）を車に常備させる．運転中に低血糖の気配を感じたら，ハザードランプを点滅させ，ただちに車を路肩に寄せて停止し，携帯しているブドウ糖を含む食品を速やかに摂取するように指導する．低血糖を起こしやすい人は，空腹時の運転を避ける，あ

るいは何かを食べてから運転することの習慣づけが大切である. 運転する直前には血糖値を測定し, 100mg/dL 以上あることを確かめるのが望ましい[5].

参考文献

1) Cryer PE, Davis SN, Shamoon H. Hypoglycemia in Diabetes. Diabetes Care. 2003; 26: 1902-12.
2) 内潟安子, 他. 平成 21 年度厚生労働省科学研究費補助金「自発性低血糖症の実態把握のための全国調査」報告書.
3) 松尾　哲. SU 薬. In: 岩岡秀明, 他編. ここが知りたい！　糖尿病診療ハンドブック Ver.3. 中外医学社; 2017. p.82-8.
4) 岩岡秀明. 低血糖（昏睡）. In: 岩岡秀明, 他編. ここが知りたい！　糖尿病診療ハンドブック Ver.3. 中外医学社; 2017. p.217-21.
5) 日本糖尿病学会, 編. 糖尿病治療ガイド 2016-2017. 文光堂; 2016. p.73-5.

〈岩岡秀明〉

低血糖（昏睡）

Ⅱ 緊急を要する疾患

2 高血糖クライシス（DKA，HHS）

緊急度 ★★★　頻度 ☆★★

(1) 糖尿病ケトアシドーシス（DKA）

① DKA は腹痛・悪心・嘔吐という消化器症状を主訴として ER を受診する場合も多く，口渇・多飲・多尿についての問診と呼吸数増加のチェックが重要である．
② DKA の重症度は，意識レベルと pH（アシドーシスの程度）で決まる．血糖値の高低ではない．
③ DKA 治療のポイントは生理食塩水の大量補液，速効型インスリンの持続静注，カリウム補充，の3点である．
④ 1型糖尿病には，数日間という極めて短時間の経過で DKA として発症する劇症1型糖尿病がある．劇症1型糖尿病では，診断と治療開始の1日の遅れが致命的になりうる．
⑤ 2型糖尿病では清涼飲料水の多飲によるいわゆるペットボトル症候群（清涼飲料水ケトーシス）でも DKA になりうる．
⑥ 新薬 SGLT2 阻害薬の不適切使用による DKA は，血糖値が 200mg/dL 未満でも発症するので注意が必要である．
⑦ 新しい抗がん剤である免疫チェックポイント阻害薬・ニボルマブ（オプジーボ）の副作用として，劇症1型糖尿病の発症が報告されているので注意が必要である．
⑧ 誘因検索（感染症，インスリン中断，脳血管障害，心筋梗塞，肺血栓塞栓症，アルコール・薬物中毒，急性膵炎，薬剤性，外傷など）も忘れずに行う．

最初にチェックすべきこと

　腹痛，悪心・嘔吐などの消化器症状や「いわゆる風邪症状」で来院する患者では常に DKA の可能性も念頭に置き，口渇・多飲・多尿の有無，糖尿病の既往などを問診する．バイタルサインでは呼吸数の増加が重要である．
　疑わしい場合にはすぐに血糖値（まずは簡易測定器で）と血中・尿中ケトン体を測定する．

評価・診断

　臨床症状としては，数日くらいの経過で急激な口渇，多飲，多尿，倦怠感が出現し，脱水，さまざまな程度の意識障害，体重減少を呈する．
　腹痛，悪心・嘔吐を伴うこともあり，急性腹症と誤って診断されることもある．身体所見では，Kussmaul 呼吸（代謝性アシドーシスを補正するための過呼吸），呼気のアセト

ン臭，口腔粘膜の乾燥，低血圧，頻脈を認める．

血糖値 250mg/dL 以上，重炭酸塩の低下（15mEq/L 以下），血中・尿中ケトン体の上昇を伴うアシドーシス（pH 7.3 以下）を認めれば DKA と診断しうる．

DKA の予後は初診時の意識レベルと代謝性アシドーシスの程度（pH）が重要であり，決して血糖値で重症度を判断してはならない．

診断基準と重症度分類は ADA（アメリカ糖尿病協会）によるガイドラインがよく使用されている（表 1）[1]．

この基準では pH 7.25〜7.3 は軽症，pH 7.0〜7.25 は中等症，pH 7.0 未満は重症である．

• 表 1　DKA の診断基準と重症度分類（米国糖尿病協会）

	軽症	中等症	重症
血糖値	≧250	≧250	≧250
PH	7.25〜7.30	7.00〜7.24	7.00未満
HCO_3^-	15〜18	10〜15	10未満
血中ケトン	高値	高値	高値
血清浸透圧	不定	不定	不定
アニオンギャップ	10以上	12以上	12以上
意識状態	清明	清明/傾眠	混迷/昏睡

(Kitabchi AE, et al. Diabetes Care. 2009; 32: 1335-43より一部改変)

治療

DKA 治療のポイントは，
1）**生理食塩水の大量輸液**
2）**インスリンの持続静注**
3）**カリウムの補給**
の 3 点である．

原則として ICU 管理として，血糖値は 1 時間毎，電解質，pH は 2 時間毎に測定する．

詳細は文献 1 のアルゴリズムを参照されたい[1]．

以下，ポイントを記載する．

1）適切な輸液（生理食塩水）

直ちに生理食塩水を 1000mL/hr（14〜20mL/kg/hr）の速度で点滴を開始する．ただし，高齢者と小児の場合，点滴速度は 7〜10mL/kg/hr と半分にする．

血糖値が 250〜300mg/dL まで低下したら 5%ブドウ糖を含む維持輸液に変更し，血漿浸透圧が正常化し意識状態が改善するまでは血糖値は 250〜300mg/dL に維持し，その後は 150〜200mg/dL を目標とする．

2）インスリンの持続静注

　速効型インスリン0.1単位/kg/hrからシリンジポンプで持続静注を開始する．血糖値が50～70mg/dL/hrで低下しない場合は，インスリン量を1.5～2倍に増やす．逆に100mg/dL/hr以上低下する場合にはインスリンを減量する．血糖値が250～300mg/dLまで低下したらインスリン量は半量とする．

　これは急速に血糖値を改善させると，急激な浸透圧の変化によって脳浮腫を起こす危険があるためである．

3）カリウムの補給

　DKAではインスリン作用不足とアシドーシスのため，細胞内より細胞外へとカリウムが移動するため，血清カリウムは通常高値となる．しかし，浸透圧利尿によりカリウムは体外へ喪失しておりカリウムの補充が必須である．

　特に入院時に血清カリウム値が低下している場合には重篤なカリウム不足が存在しており，治療によりさらにカリウムが低下すると不整脈を誘発する危険がありカリウムの補給と注意深い心電図モニタリングが必要である．

　通常は以下のようにカリウムの補給を行う．

K>5mEq/L	Kは補充せず，2時間毎にKをチェック
3.3<K<5	20～30mEq/LでKを補充
	K 4～5mEq/Lを保つ
K<3.3	インスリンの投与は差し控え，40mEq/L/hrでKを補充する
	（K>3.3となるまで）

4）アシドーシスの補正

　重炭酸によるアシドーシスの補正は原則として行わない．pH<7.0の高度のアシドーシスの場合のみ，重炭酸で補正する．

5）皮下注射への切り替え

　アシドーシスが消失し経口摂取が可能になれば，各食直前の超速効型インスリンと就寝前の持効型インスリンによる強化インスリン療法に切り替える．

　インスリンの持続静注は，インスリン皮下注射開始後も必ず2時間は継続することが重要である．

誘因の検索

　DKAで発症した1型糖尿病以外の場合は，DKAとなった誘因の検索とその対応も重要である．

　主な誘因として，インスリン治療の中断，感染症，外傷，急性心筋梗塞，肺塞栓，脳梗塞，急性膵炎，消化管出血，熱中症，アルコール，薬剤（特にステロイド）などがあげら

れる.

病態生理

●DKA は, 高度のインスリン作用不足およびインスリン拮抗ホルモン（カテコールアミン, コルチゾール, グルカゴン, 成長ホルモン）の上昇から, 著しい高血糖, 脱水, ケトン体の過剰産生, 代謝性アシドーシスをきたす病態である.
糖新生の亢進, グルコーゲン分解, 組織での糖利用の阻害により著しい高血糖を呈する一方で, 脂肪分解は亢進し, 血液中に放出された遊離脂肪酸（FFA）は肝臓でケトン体（β-ヒドロキシ酪酸, アセト酢酸）へと変換され, ケトーシスと代謝性アシドーシスをきたす.

●1 型糖尿病での発症が多いが, 2 型糖尿病でも外傷, 手術, 感染などを契機に起こりうる病態である. 2 型糖尿病で清涼飲料水の多飲者に起こることがあり, いわゆるペットボトル症候群（清涼飲料水ケトアシドーシス）として注意が必要である.
また新薬 SGLT2 阻害薬を, 極端な糖質制限をしている患者に使用して DKA を発症した症例が報告されている. SGLT2 阻害薬は適正使用が重要である. 本剤を使用する際には日本糖尿病学会からの Recommendation を遵守する必要がある[2].

●初発の 1 型糖尿病以外では, DKA の誘因としてインスリン治療中患者の自己判断によるインスリン中断, 感染, 持続皮下インスリン注入療法（CSII）でのポンプトラブルなどが重要である.

●基礎疾患として, 急性心筋梗塞, 急性感染症, 脳血管障害を合併している場合には重症化しやすいため, ICU での高度な管理を必要とする.

DKA を放置すると, 代謝性アシドーシスおよび脱水から生命の危機を生じる. 成人での致死率は 1％未満と報告されているが, 高齢者や合併症が存在する場合には 5％以上の致死率が報告されている.

症例

1 型糖尿病の新しいサブタイプとして重要な劇症 1 型糖尿病は, 急性発症 1 型糖尿病の約 20％を占め, 発熱, 消化器症状で発症し数日間の経過で DKA に陥る. 1 日でも診断が遅れると生命が危険となる臨床上重要な病態である.

以下，当院で経験した劇症1型糖尿病の典型例を提示する[3]．

症例 20代，女性

DKAで発症した劇症1型糖尿病の1例

主訴 発熱，悪心・嘔吐，呼吸困難

既往歴 血小板減少性紫斑病（3歳時）

家族歴 特記すべきことなし（糖尿病の家族歴なし）

現病歴 2003年12月5日より，心窩部痛，食欲低下，微熱が出現．7日に38.9℃の発熱，性器出血をきたし，9日に近医産婦人科で流産と診断され，子宮内容除去術を施行した．10日より悪心・嘔吐，呼吸困難が出現した．口渇も出現し，11日に産婦人科で点滴を行ったが症状は改善せず，12日午前2時ごろ，救急車で当センターを受診した．急性胃腸炎，過換気症候群の診断で午前4時ごろ帰宅を許可され，いったん帰宅したが，症状が増悪したため同日朝9時ごろ，車いすで内科外来を再診した．意識レベルはGCSでE3（言葉により開眼）V4（錯乱状態）M6（命令に従う），傾眠傾向だった．血圧115/58mmHg，心拍数130回/分，呼吸数34回/分，体温35.7℃で，頻脈と過換気を呈していた．

血糖978mg/dL，pH 6.986，$PaCO_2$ 9.2mmHg，HCO_3^- 2.1mmol/L，BE －27.7mmol/Lで，高度のアシドーシスを認め，重症DKAと診断．直ちに，生理食塩水の大量輸液，インスリン持続注入（5単位/hr）を開始し，ICUに入室となった．

その後，約2週間で退院し，現在はインスリン持続皮下注入療法（continuous subcutaneous insulin infusion: CSII）を行い，HbA1c 7.0%程度にコントロールされている．

劇症1型糖尿病は1型糖尿病の新しいサブタイプであり，今川らによって2000年に初めて報告された[4]．

インスリン分泌能が急激に低下しDKAで発症することが大きな特徴である．

本症例も入院時，著明な高血糖を認めたが，HbA1cは5.8%と正常範囲であった．尿中Cペプチドは1.5μg/日未満，血中Cペプチドは0.05ng/mL未満とどちらも測定感度以下でありインスリン分泌能は完全に枯渇していた．

劇症1型糖尿病におけるケトアシドーシスの進行は急激であり，口渇，多飲，多尿など高血糖症状が出現してから平均4日以内にDKAに陥る．

また，劇症1型糖尿病では約70%の症例で先行感染症

• 表2 劇症1型糖尿病の診断基準（2012，日本糖尿病学会）

下記1〜3のすべての項目を満たすものを劇症1型糖尿病と診断する．
1. 糖尿病症状発現後1週間前後以内でケトーシスあるいはケトアシドーシスに陥る（初診時尿ケトン体陽性，血中ケトン体上昇のいずれかを認める）．
2. 初診時の（随時）血糖値が288mg/dL（16.0mmol/L）以上であり，かつHbA1c値（NGSP）＜8.7％である．
3. 発症時の尿中Cペプチド＜10μg/day，または，空腹時血清Cペプチド＜0.3ng/mLかつグルカゴン負荷後（または食後2時間）血清Cペプチド＜0.5ng/mLである．

*： 劇症1型糖尿病発症前に耐糖能異常が存在した場合は，必ずしもこの数字は該当しない．

<参考所見>
A) 原則としてGAD抗体などの膵島関連自己抗体は陰性である．
B) ケトーシスと診断されるまで原則として1週間以内であるが，1〜2週間の症例も存在する．
C) 約98％の症例で発症時に何らかの血中膵外分泌酵素（アミラーゼ，リパーゼ，エラスターゼ1など）が上昇している．
D) 約70％の症例で前駆症状として上気道炎症状（発熱，咽頭痛など），消化器症状（上腹部痛，悪心・嘔吐など）を認める．
E) 妊娠に関連して発症することがある．
F) HLA DRB1*04:05-DQB1*04:01との関連が明らかにされている．

（今川彰久，他．糖尿病．2012; 55: 815-20[5) より]

状（発熱，上気道炎症状，消化器症状）を認める．症状として確認されるのは全身倦怠感のみという場合もあり，軽症と判断され治療が遅れる場合がある．本症例のようにケトアシドーシスを示唆する嘔吐・過換気を呈する患者では，特に注意が必要である．

なお，新しい抗がん剤である免疫チェックポイント阻害薬・ニボルマブ（オプジーボ）の副作用として，劇症1型糖尿病の発症が報告されているので注意が必要である．

病歴から少しでも劇症1型糖尿病が疑われる場合には，検尿および簡易測定器による血糖検査が必須である．1日でも治療が遅れると不幸な転帰をたどるため，救急医，内科医，産婦人科医は，本症を常に念頭に置いて診療に当たる必要がある．

日本糖尿病学会による劇症1型糖尿病の診断基準を表2に示す[5)]．

DKAは日常臨床でよく遭遇する重要な病態である．

劇症1型糖尿病のように的確な診断と治療開始の遅れが時に致命的となる場合もあるので，腹痛，悪心・嘔吐などの消化器症状が主訴の患者でも，常にDKAの可能性も念頭に置いて診療にあたる必要がある．

高血糖クライシス（DKA，HHS）

(2) 高浸透圧高血糖症候群
(Hyperosmolar hyperglycemic syndrome：HHS)

POINT

① 高齢2型糖尿病における高度の脱水が病態の基本である．
② 薬剤，感染，高カロリー輸液，経管栄養などが誘因となる．
③ 明確かつ特異的な臨床症状は乏しい．
④ 治療の基本方針はDKAと同じである．
⑤ 致死率は10～20％と高く，DKAと比べ予後不良である．

症例

- 著しい脱水が先行し，循環不全をきたす状態である．高齢者に多くみられ，軽度の2型糖尿病患者のほか，なかにはHHSを起こして初めて糖尿病であることが判明したような高齢者もいる．
- 薬剤（利尿薬，ステロイド薬，フェニトイン，β遮断薬，シメチジン），感染，高カロリー輸液，経管栄養などが誘因となって発症する．けいれんやミオクローヌス，髄膜刺激症状，精神症状などを呈し，脳卒中との鑑別が問題

表3 DKAとHHSの比較

	糖尿病ケトアシドーシス（DKA）	高浸透圧高血糖症候群（HHS）
糖尿病のタイプ	1型に多い	2型
発症年齢	若年に多い	高齢者に多い
前駆症状	多飲，多尿，消化器症状	特異的なものなし
身体異常	脱水，アセトン臭	脱水，けいれん，片麻痺
尿ケトン体	陽性～強陽性	陰性～弱陽性
血糖値	250～1000mg/dL	600～1500mg/dL
浸透圧	>300mOsm/L	>350mOsm/L
pH	<7.3	7.3～7.4
HCO_3^-	10mEq/L以下	18mEq/L以下
Na	正常～低下	>150mEq/L
K	4.0mEq/L前後	5.0mEq/L以上も多い
BUN/Cr	やや高い	高値
注意すべき合併症	脳浮腫，腎不全，低K血症	脳浮腫，脳梗塞，心筋梗塞，動静脈血栓症
致死率	5％未満	10～20％
その他の特徴	反復傾向あり	改善後は予後良好

(岩岡秀明. In: 岩岡秀明, 他編. ここが知りたい！ 糖尿病診療ハンドブックVer.3. 中外医学社; 2017. p.204-11[6] より)

になる．尿ケトン体は陽性のこともある．

●HHS の特徴は，①血糖値が 600mg/dL 以上，②血漿浸透圧が 350mOsm/L 以上，③ pH 7.2 以上，HCO_3^- 18mEq/L 以下といった血液検査所見である．

治療

HHS の治療は基本的に DKA と同じであるが，加えて，以下の点にも注意する．

●水分欠乏は体重の 10〜20％となっていることが多く，脱水の程度は DKA より高度である．そのため，より急速の補充が必要である．

●血糖値は DKA よりも高値となりやすいが，インスリン感受性は比較的良好であり，速やかに血糖が降下しやすい．

●高齢者，感染症，基礎疾患といった背景因子により，DKA に比べて予後は不良である．

表 3 に DKA と HHS の比較・特徴を示す[6]．

参考文献

1) Kitabchi AE, Umpierrez CE, Miles JM, et al. Hyperglycemic crises in adult patients with diabetes. Diabetes Care. 2009; 32(7): 1335-43.

2) 日本糖尿病学会　SGLT2 阻害薬の適正使用に関する委員会. SGLT2 阻害薬の適正使用に関する Recommendation http://www.jds.or.jp/modules/important/index.php?page=article&storyid=48

3) 小林倫子, 五十嵐伸二, 後藤眞理亜, 他. 妊娠初期に発症し, 心電図変化を来した劇症 1 型糖尿病の 1 例. 日本集中医誌. 2005; 12: 25-30.

4) Imagawa A, et al. A novel subtype of type 1 diabetes mellitus characterized by a rapid onset and an absence of diabetes-related antibodies N Engl J Med. 2000; 342: 301-7.

5) 今川彰久, 花房俊昭, 栗田卓也, 他. 1 型糖尿病調査研究委員会報告〜劇症 1 型糖尿病の新しい診断基準（2012）〜. 糖尿病. 2012; 55: 815-20.

6) 岩岡秀明. 高血糖クライシス. In: 岩岡秀明, 他編. ここが知りたい！糖尿病診療ハンドブック Ver.3. 中外医学社; 2017. p.204-11.

〈岩岡秀明〉

高血糖クライシス（DKA・HHS）

II 緊急を要する疾患

3 甲状腺クリーゼ

緊急度★★★　頻度☆☆★

① 甲状腺クリーゼとは，生命を脅かすような甲状腺中毒状態である．
② 発熱（38℃以上），頻脈（130/分以上）のある患者では，常に本症の可能性を念頭に置いて診療にあたる．
③ 確実例と疑い例で致死率に違いはないので，疑いの段階で救急専門医および内分泌内科専門医のいる施設に紹介する．
④ 治療のポイントは，甲状腺ホルモン産出・分泌の減弱，甲状腺ホルモン作用の減弱，全身管理，誘因の除去である．

診断フローチャート…詳しくは表2の診断基準を参照

Start
↓
以下の必須所見があるか？
① 発熱（38℃以上）
② 頻脈（130/分以上）
↓
次のいずれかの所見があるか？
③ 中枢神経症状（不穏，せん妄，精神異常，傾眠，けいれん，昏睡）
④ 心不全症状（動悸，息切れ）
⑤ 消化器症状（嘔気・嘔吐，下痢，黄疸など）
↓

甲状腺クリーゼの疑い
↓
各種検査を実施
↓
陽性であれば重要な所見
⑥ 甲状腺腫
⑦ 眼球突出
⑧ 甲状腺疾患の既往
※⑥〜⑧がなくても甲状腺クリーゼの場合もある．

症例

60代，女性
主訴 腹痛，吐気・嘔吐，下痢，意識障害
現病歴 当院受診2日前から，間歇的な腹痛，吐気・嘔吐，下痢が出現し，当院一般内科新患外来を受診，診察の順番を待っている間に夫からのよびかけに反応が鈍くなり，急遽ストレッチャーにて救急外来に搬送された．
既往歴 なし．

救急外来にての現症および検査

意識レベル: GCS E3V5M6 で傾眠傾向
血圧 171/66mmHg, 心拍数 134/分 整, 体温 38.2℃,
呼吸数 20/分, 甲状腺腫大なし
緊急検査にて FT3 30 以上, FT4 6.5 以上, TSH 0.01 未
満が判明し甲状腺クリーゼの診断が確定し, 当科に緊急入
院となった. 腹部エコー, 頭部 CT では明らかな異常なし.

入院後経過

入院後は, 循環器内科と並診し, 全身管理と
ともにチアマゾール (MMI, メルカゾール) 40mg/日 (静
注), 無機ヨード (ルゴール液), ステロイド, プロプラノ
ロール (インデラール), フロセミド (ラシックス) などを
使用し徐々に全身状態は改善し, 第 38 病日に軽快, 独歩
退院となった.

主要症候

全身性症候, 臓器症候, 甲状腺疾患関連症候の 3 つ (表
1) に大別して理解する.

• 表 1　甲状腺クリーゼの主要症候

全身性症候
高体温 (38℃以上), 高度の頻脈 (130 回/分以上), 多汗, 意識障害, ショック

臓器症候
循環不全症状 (息切れ, 動悸など), 中枢神経症状 (不穏, せん妄, 精神異常, 混迷, 昏睡など), 消化器症状 (嘔気・嘔吐, 下痢, 黄疸など)

甲状腺疾患関連症候
甲状腺腫, 眼球突出など

初期対応の ポイント

発熱 (38℃以上) と頻脈 (130/分以上) がある外来患者
では, 常に本症の可能性も念頭において診療にあたること
が重要である.

a. 問診・診察のポイント

〈問診〉甲状腺疾患の有無 (既往も含め) を確認する.
〈診察〉中枢神経症状 (不穏, せん妄, 精神異常, 傾眠, け
いれん, 昏睡), 心不全症状 (動悸, 息切れ), 消化器症状
(嘔気・嘔吐, 下痢, 黄疸など) の有無を確認し, 必ず甲状
腺の触診もすることが重要である.

中枢神経症状や心不全症状があれば, 甲状腺機能検査の
結果を待たずに, すぐに救急車で専門医 (救急専門医およ
び内分泌内科専門医) のいる施設に搬送する.

b. 検査のポイント

〈甲状腺機能検査〉FT3, FT4, TSH を測定する. ただし, 甲状腺クリーゼが強く疑われ, 全身状態が重篤な場合は, ホルモン検査の結果を待たずに治療を開始することが重要である.

〈一般検査〉一般的な血算・生化学検査, 胸部 X 線, 心電図は必須である.

• 表2　甲状腺クリーゼの診断基準（第2版）日本甲状腺学会[1]

定義

甲状腺クリーゼ（Thyrotoxic storm or crisis）とは, 甲状腺中毒症の原因となる未治療ないしコントロール不良の甲状腺基礎疾患が存在し, これに何らかの強いストレスが加わったときに, 甲状腺ホルモン作用過剰に対する生体の代償機構の破綻により複数臓器が機能不全に陥った結果, 生命の危機に直面した緊急治療を要する病態をいう.

必須項目

甲状腺中毒症の存在（遊離T3および遊離T4の少なくともいずれか一方が高値）

症状 (注1)

1. 中枢神経症状 (注2)
2. 発熱（38度以上）
3. 頻脈（130回/分以上）(注3)
4. 心不全症状 (注4)
5. 消化器症状 (注5)

確実例　必須項目および以下を満たす (注6)

a. 中枢神経症状＋他の症状項目1つ以上, または,
b. 中枢神経症状以外の症状項目3つ以上

疑い例

a. 必須項目＋中枢神経症状以外の症状項目2つ, または
b. 必須項目＋中枢神経症状の既往・眼球突出・甲状腺腫の存在があって, 確実例条件のaまたはbを満たす場合 (注6)

(注1) 明らかに他の原因疾患があって発熱（肺炎, 悪性高熱症など）, 意識障害（精神疾患や脳血管障害など）, 心不全（急性心筋梗塞など）や肝障害（ウイルス性肝炎や急性肝不全など）を呈する場合は除く. しかし, このような疾患のなかにはクリーゼの誘因となるため, クリーゼによる症状か単なる併発症か鑑別が困難な場合は誘因により発症したクリーゼの症状とする. このようにクリーゼでは誘因を伴うことが多い. 甲状腺疾患に直接関連した誘因として, 抗甲状腺剤の服用不規則や中断, 甲状腺手術, 甲状腺アイソトープ治療, 過度の甲状腺触診や細胞診, 甲状腺ホルモン剤の大量服用などがある. また, 甲状腺に直接関連しない誘因として, 感染症, 甲状腺以外の臓器手術, 外傷, 妊娠・分娩, 副腎皮質機能不全, 糖尿病ケトアシドーシス, ヨード造影剤投与, 脳血管障害, 肺血栓塞栓症, 虚血性心疾患, 抜歯, 強い情動ストレスや激しい運動などがある.

(注2) 不穏, せん妄, 精神異常, 傾眠, けいれん, 昏睡. Japan Coma Scale（JCS）1以上または Glasgow Coma Scale（GCS）14以下.

(注3) 心房細動などの不整脈では心拍数で評価する.

(注4) 肺水腫, 肺野の50％以上の湿性ラ音, 心原性ショックなど重度の症状. New York Heart Association（NYHA）分類4度または Killip 分類 III 度以上.

(注5) 嘔気・嘔吐, 下痢, 黄疸（血中総ビリルビン＞3mg/dL）

(注6) 高齢者は, 高熱, 多動などの典型的クリーゼ症状を呈さない場合があり（apathetic thyroid storm）, 診断の際注意する.

しばしば肝機能異常や腎機能異常を伴い，それらの重症度は予後との関連が深い.

相対的副腎皮質機能低下状態になるので，電解質も必ずチェックする. 誘因がある場合は，それに関する検査を平行して実施する.

c. 診断のポイント

日本甲状腺学会および日本内分泌学会によって作成された診断基準（第 2 版）が使用されている（表 2）[1].

この診断基準の特徴は，①甲状腺中毒症の存在を必須としたこと，②中枢神経症状の合併が最多で特異的なことから同症状を必須としたこと，③各症状に具体的なカットオフ値を設定したこと，④高齢者に対する配慮を行ったこと，であり，これらの特徴から日常臨床でより使いやすい診断基準となっている.

この診断基準を使用する場合，疑いの段階で治療を開始することが重要である.

治療

致死率は確実例と疑い例で変わらない[2] ので，疑いの段階で救急専門医および内分泌内科専門医のいる施設に紹介することが重要である.

以下，専門施設での治療の流れを記載する.

治療のポイントは，甲状腺ホルモン産生・分泌の減弱，甲状腺ホルモン作用の減弱，全身管理，誘因の除去である.

1) 甲状腺ホルモン産生・分泌の減弱

a. 大量の甲状腺薬

チアマゾール（MMI，メルカゾール）またはプロピオチオウラシル（PTU，プロパジール）

PTU には T4 から T3 への変換抑制効果があるが，ホルモン合成抑制効果は MMI のほうが強い.

b. 無機ヨウ素薬

抗甲状腺薬投与後 1 時間以上空けて，無機ヨウ素薬を使用する. 甲状腺ホルモンの合成・分泌を最も早く抑制するが，エスケープ現象のため約 2 週間で効果は消失する.

c. 副腎皮質ホルモン

相対的副腎不全状態にあるため使用する. また T4 から T3 への変換抑制効果も期待できる.

2) 甲状腺ホルモン作用の減弱

β遮断薬

気管支喘息では禁忌，心不全での使用は要注意

3） 全身管理

重症例は ICU 管理を行う．しばしば集学的治療が必要となるため，臓器症状（循環器，消化器・肝臓，中枢神経）や合併症に関しては早期から各分野の専門医にコンサルトする．

●呼吸・循環の管理

●十分な輸液と電解質補正

●徹底した全身冷却と解熱薬の投与

アセトアミノフェン（カロナール）を使用する．NSAIDs は遊離甲状腺ホルモンを上昇させるため使用しないこと．

●中枢神経症状に対しては，鎮静薬や抗けいれん薬の使用

●黄疸を伴う肝不全に対しては血漿交換も考慮

●誘因の除去

例えば感染があれば適切な抗菌薬の投与を行う．

**覚えておくべき
疾患概念**

甲状腺クリーゼとは，生命を脅かすような甲状腺中毒状態である．

多臓器における非代償状態で，高熱，循環不全，意識障害，下痢・黄疸などを呈する．感染，ストレス，手術，治療中断などを誘因として発症する．

また，抜歯，糖尿病ケトアシドーシス，脳血管障害，虚血性心疾患，肺血栓・塞栓症など他の疾患も誘因となるので注意が必要である．本症の発症機序は不明である．

甲状腺機能検査では通常の甲状腺中毒症と区別できず，あくまでも後述する臨床症候に基づき診断する．甲状腺ホルモン値が著明に高くない場合でも発症する．放置すれば死に至る病態であることを認識し，早期発見・早期治療を心がけることが重要である．

まれな病態であるが，わが国では年間約 150 件，甲状腺中毒症 450 例のうち 1 例に発症する．

基礎疾患としてはバセドウ病がもっとも多いが，破壊性甲状腺炎や機能性甲状腺腫瘍に伴って発症した報告もある．現在は内科的甲状腺クリーゼがほとんどで，誘因としては，抗甲状腺薬の不規則な服用・中断，感染，糖尿病ケトアシドーシス，情動ストレス，外傷の順であった[2]．

日本での致死率は約 10％で，死因は多臓器不全，心不全，腎不全，呼吸不全，不整脈の順であった．予後規定因子は急性循環不全，DIC，多臓器不全があげられる[2]．

参考文献 1) 赤水尚史, 他. 甲状腺クリーゼ診断基準（第2版）. 日本甲状腺学会ホームページ http://www.japanthyroid.jp/doctor/img/crisis2.pdf

2) Akamizu T, Satoh T, Isozaki O, et al. Diagnostic criteria and clinico-epidemiological features of thyroid storm based on a nationwide survey. Thyroid. 2012; 22: 661-79.

3) Burch HR, Wartofsky L. Life-threatening thyrotoxicosis: Thyroid storm. Endocrinol Metab Clin North Am. 1993; 22: 263-77.

〈岩岡秀明〉

II 緊急を要する疾患

4 副腎クリーゼ

緊急度 ★★★　頻度 ☆★★

① ショックの鑑別診断として副腎クリーゼの可能性を疑うことが重要.
② 感染症を契機に発症することが多い.
③ 副腎クリーゼを疑ったら，内分泌検査の結果を待つことなく速やかにステロイドを静脈投与するべき.
④ ステロイド投与により速やかに病状が改善すれば副腎クリーゼである可能性が高い.

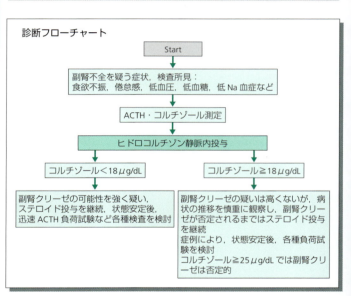

症例

60代，女性
主訴 血圧低下
病歴 1年前頃より抑うつ症状，食欲低下が出現しうつ病の疑いで精神科に入院した．入院後に38℃の発熱が出現，夜になり血圧60に低下したため内科コンサルトとなった．
検査所見（内科コンサルト時） 血圧 72/(触診)，脈拍 144，体温 39.4℃．血糖 88mg/mL（入院時は39），白血球 7700/μL（好酸球 2%），Na 118mEq/L，K 4.7mEq/L，CRP 12.9mg/dL

副腎クリーゼ

臨床経過 尿混濁を認め，尿路感染症，敗血症疑いとしてドパミン，抗生剤投与が開始された（尿培養で大腸菌）．一旦血圧 100 台に改善するが，翌日再び血圧 70 に低下し意識レベルの低下を認めた．低血糖，低 Na 血症などにより副腎クリーゼが疑われ，内分泌検査検体提出後，ヒドロコルチゾン（ソル・コーテフ）200mg を静脈内投与したところ速やかに血圧回復，意識状態も改善した．後日 ACTH 720pg/mL，コルチゾール 5.1μg/dL と判明，副腎クリーゼであったと考えられた．その後の内分泌負荷試験により原発性副腎機能不全（アジソン病）と診断された．ヒドロルチゾン（コートリル）15mg 内服を継続し，状態安定，うつ症状も改善し，軽快退院となった．

| 主要症候 |

血圧低下，意識障害が特に重要．他，全身倦怠感，悪心・嘔吐，腹痛，下痢，食欲不振など非特異的症状が主体であり，副腎クリーゼに特異的な症状はない．

| 初期対応のポイント |

ショックの鑑別診断として，常に副腎クリーゼの可能性を念頭に置くことが重要である．疑ったら迷うことなくステロイドの投与を開始すべきである．もし結果的に副腎クリーゼでなかったとしても，ショックを呈する患者にステロイドを投与することがデメリットになることはあまりないはずである．

1）問診

副腎疾患・下垂体疾患の既往歴，内服薬（特にステロイド）を確認する．ステロイドの外用薬でも大量使用の場合は同様の病態になりうるので，外用薬についても確認する．原因として，ステロイド長期服用患者が感染などのシックディをきっかけに不適切に内服中止した場合などに見られることが多い．

2）診察

色素沈着（アジソン病），陰毛・腋毛の脱落の有無などを観察する．ステロイド長期内服者では Cushing 徴候を認めながら副腎不全症状を呈することがある．

3）検査

血算，生化学，血糖など一般検査に加え，ACTH，コルチゾールを採血する．通常，ACTH・コルチゾールは朝に高く，夜は低値となる日内リズムがあるが，下垂体・副腎機能に問題がなければショック時には時刻に関係なく ACTH・コルチゾールはストレスに対する反応として高値をとるはずである．

低ナトリウム血症，低血糖などがよく見られ，高カリウム血症，代謝性アシドーシス，好酸球増多，貧血などを認めることもある．副腎クリーゼであれば血清コルチゾールは低値であるはずだが，副腎クリーゼを疑ったらコルチゾールの結果を待つことなくステロイド投与を開始すべきである．

通常，血清コルチゾール値は 18μg/dL 以下が副腎機能低下を疑う目安とされるが，ストレス下のコルチゾールの下限値は 25μg/dL とすべきという意見もあり[5]，血清コルチゾール値が 18μg/dL 以上であっても，ステロイド投与後の臨床経過も踏まえ慎重に検討すべきである．ストレス下の随時血中コルチゾールが 3～5μg/dL 未満であれば副腎不全の可能性が高い．

副腎不全を疑った場合，状態が安定してステロイド投与量をヒドロコルチゾン 20mg 程度にまで減量したところで，ACTH 負荷試験など内分泌負荷試験や画像検査（CT，MRI など）を施行し，副腎機能低下症の診断，その原因の診断を進めていく．詳細は別項の副腎皮質機能低下症を参照されたい．

治療

疑ったら速やかに輸液を開始すると共に，ヒドロコルチゾン（ソル・コーテフ，サクシゾンなど）を経静脈投与する．まずヒドロコルチゾン 100～200mg を静脈内投与し，以後 6 時間ごとに 100mg 追加投与する．輸液はブドウ糖とナトリウムの補充が重要であり，ブドウ糖液および生食を合計 2000～3000mL 輸液する．病態が安定したらステロイドは徐々に減量，経口薬に切り替え，経口ヒドロコルチゾン（コートリル）15～20mg 程度を維持量とする．

ステロイド補充中の患者に対しては，日頃からステロイド継続の重要性を十分説明し，自己判断で勝手にステロイド内服を中断しないこと，抜歯・発熱・外傷などのストレス時には服用量を通常の 2～3 倍に増量するよう指導しておくことが大切である．意識障害をきたしてかかりつけでない医療機関に搬送された場合，診断が困難になることも予想されるため，緊急用のカード（病名・処置・連絡先などを記載）を作成し常に携帯するよう指導するのも良いかもしれない．

ここで注意しておきたいのは，ステロイド長期内服患者が感染症を起こしたときに，ステロイドは感染症に悪影響を及ぼすのでステロイドを中止すべき，と誤解している先生がおられることである．感染症を起こした場合，ストレ

スに対するグルココルチコイドの需要量（必要量）は増加するが，ステロイド長期内服患者では内因性の副腎機能が抑制されているため，必要量に見合うだけの十分な量のステロイドを分泌できなくなっている可能性がある．したがって，このようなケースでは通常よりもむしろ投与量を増やすべきことが多い．安易にステロイドを中止してしまうと副腎クリーゼを誘発することになりかねない．

覚えておくべき疾患概念

副腎は通常1日に約20mg程度のコルチゾールを分泌しているが，外傷・感染・出血などのストレス時には生体防御のため100〜200mgにも及ぶ大量のコルチゾールを分泌する．副腎クリーゼとはこれらストレス時に副腎が十分な量のコルチゾール分泌ができず，絶対的あるいは相対的にコルチゾール欠乏をきたすことにより循環不全をきたし，ショック・意識障害などを引き起こす病態である．慢性的な副腎機能低下症に，感染症，外傷，手術など急性のストレスが加わったときに発症することが多い．もともと副腎機能低下症と診断されている場合は副腎クリーゼの診断はさほど困難ではないと思われるが，副腎機能低下症であることが診断されていない場合には診断は容易でない．症状も非特異的なものばかりなので，ショックの鑑別診断として常に副腎クリーゼを念頭に置くことが重要であり，疑ったら直ちにステロイドの投与を開始することが重要である．

副腎機能低下症の病因としては，①副腎自体に障害があるもの：Addison病，癌の副腎転移，先天性副腎過形成など ②続発性（視床下部-下垂体の機能障害）：下垂体腫瘍やシーハン症候群などの下垂体機能低下症，ステロイド長期投与など，に分けられるが，詳細はそれぞれの項を参照のこと．

参考文献

1) 柳瀬敏彦. 急性副腎不全（副腎クリーゼ）. 日本内科学会雑誌. 2016; 105（4）: 640-5.
2) 柳瀬敏彦, 他. 副腎クリーゼを含む副腎皮質機能低下症の診断と治療に関する指針. 日本内分泌学会雑誌. 2015; 91 Suppl: 1-78.
3) 向山政志, 他. 副腎クリーゼ. In: 成瀬光栄, 他編. 内分泌代謝専門医ガイドブック 改訂第3版. 診断と治療社; 2012. p.232-3.
4) 大中佳三, 他. 急性副腎機能低下症. 別冊 日本臨牀, 内分泌症候群（第2版）. 日本臨牀社; 2006. p.559-61.
5) Zaloga G, Marik P. Hypothalamic-pituitary-adrenal insufficiency. Crit Care Clin. 2001; 17（1）: 25-41.

〈森尾比呂志〉

II 緊急を要する疾患

5 高カルシウム血症クリーゼ

緊急度★★★　頻度☆★★

POINT

① 高 Ca 血症により生命の危機におちいる病態である．
② 消化器症状，多尿，脱水症状，腎障害，病歴より高カルシウム血症クリーゼの可能性を考えることが重要で，臨床診断後に原因検索とともに早急な治療が必要である．血中 Ca 濃度は Alb で補正して評価する．
③ 多量の生理食塩水点滴による脱水の補正，ループ利尿薬よる Ca 利尿の促進，ビスホスホネートなどによる血中 Ca 濃度の低下が必要である．

診断フローチャート

Start

以下の症状はあるか？

① 中枢神経症状（傾眠，記憶喪失，混迷，昏睡）
② 消化器症状（食欲不振，体重減少，悪心・嘔吐）
③ 脱水症状，多尿
④ 問診：悪性腫瘍の病歴・薬剤使用歴とくにビタミン D

Ca，IP 測定　腎機能検査

高カルシウム血症クリーゼ

緊急治療開始と原因検索

入院加療：全身管理　　　　　　　　　　　　IntactPTH，尿中 Ca
生理的食塩水の点滴　　　　　　　　　　　　PTHrP
ループ利尿薬（フロセミド）静脈注射など　　1, 25(OH)$_2$VitD
ビスホスホネート使用など
無尿の場合：低 Ca 透析液で透析

症例

70 代，男性
主訴 意識障害，食思不振
現病歴 半年前より咳嗽，体重減少出現．2 週間前転倒時に左鎖骨の病的骨折あり．その後食思不振，意識障害出現して救急外来を受診した．
既往歴 特記すべきことなし，喫煙歴 20 歳よりタバコ 20 本
意識障害：GCS E3V5M6，血圧 110/78mmHg，心拍数 110/分 整，体温 37.2℃，呼吸数 22/分，頸部：腫瘤触知

せず，皮膚乾燥著明

緊急検査で血清 Ca 15.2mg/dL（補正 Ca 濃度 15.9mg/dL）で意識障害，腎障害（血清 Cre 2.5mg/dL），顕著な脱水所見もあり高 Ca 血症クリーゼと診断のうえ入院．全身管理とともに生理的食塩水（4L/日）点滴，フロセミド静脈注射，ビスホスホネート点滴，エルシトニン製剤を使用した．CT 検査で肺癌，多発転移あり．IntactPTH 低値，PTHrP 高値より悪性腫瘍に伴う高 Ca 血症と診断した．高Ca 血症の改善（10.8mg/dL）により家族との会話が可能となり QOL が改善した．化学療法は行わないこととなりビスホスホネートの点滴を繰り返し緩和医療を行った．約2 か月後に肺炎を合併し死亡された．

主要徴候

12mg/dL 以上で消化器症状（悪心，嘔吐，腹痛など），脱力，口渇，多尿．

14mg/dL 以上で意識状態の変化（傾眠，昏迷，昏睡など）をきたす．非特異的な症状で受診することがある．高Ca 血症の原因疾患，悪性腫瘍，サルコイドーシスなどの徴候にも注意する．

初期対応のポイント

a. 問診・診察のポイント

〈問診〉悪性疾患（とくに頻度の多い肺癌の病歴）の病歴・治療歴の有無．薬物療法とくに骨粗鬆症に対するビタミンD 製剤の使用歴を確認する．また高血圧にサイアザイド系利尿薬を使用している場合に高 Ca 血症増悪の原因となりうる．比較的頻度が高いが見逃されている場合の多い原発性副甲状腺機能亢進症の可能性，病的骨折や骨痛，尿管結石，胃潰瘍，膵炎などの既往にも注意を払う．

〈診察〉中枢神経症状は重症の徴候であり GCS あるいはJCS で程度を評価する．せん妄など精神症状を呈する場合もある．

脱水の程度，腎障害の程度を評価する．完全無尿の場合は早期に透析療法を考慮するため重症の際は Foley カテーテルを挿入し尿量を評価する．

増悪因子併存疾患とくに感染症，悪性腫瘍の徴候がないか全身的スクリーニング的に診察を行う．

b. 検査のポイント

問診や非特異的症状から疑い血清 Ca の測定を速やかに測定することが重要である．

〈血清 Ca, IP 測定〉そのほか補正のための Alb，腎機能検査（Cre, BUN），電解質，血液ガス，尿 Ca, IP を行う．

高カルシウム血症クリーゼ

〈原因検索のための検査〉IntactPTH 測定のための採血, PTHrP, 1,25(OH)₂VitD

c. 診断のポイント

急性の経過か慢性的かの判断も重要である．原因としては，原発性副甲状腺機能亢進症，悪性腫瘍随伴症候群として発症してくることが多い．またビタミン D 中毒は，骨粗鬆症の治療としてビタミンD製剤を服用している場合が多く最近しばしば認められる．高齢化から脱水から悪循環となるため注意が必要である．

治療

酸素療法，バルーンカテーテル挿入など入院のうえ全身管理を開始する．
① 脱水が著明であり生理食塩水の点滴を行う．腎前性腎不全の防止改善，尿中 Ca 排泄を促進し高 Ca 血症を是正する．臨床症状，尿量などで投与量を決定するが生理食塩水で 2L 以上を要する場合が多い．輸液中に Ca，ビタミン D が含まれないようにする．
② フロセミド（ラシックス）20mg 12 時間ごと（十分輸液を行い尿量を確保して使用）
③ エルカトニン（エルシトニン注）（40 単位） 筋注 12時間ごと
④ ビスホスホネート注射液
　　ゾレドロン（ゾメタ）（4mg）1A 生理的食塩水 100mL15 分以上かけて点滴
　　パミドロン（アレディア）30mg 生理的食塩水 500mL4 時間かけて点滴
　　その他，副腎皮質ステロイド使用を考慮する．
乏尿，無尿で改善不良の場合には時期を逸することなく透析療法を行う．

覚えておくべき疾患概念

早期発見，診断と治療開始が重要のため上記のような問診，診察，検査のポイントを熟知しておく必要がある．比較的頻度が高い原発性副甲状腺機能亢進症は未診断にて放置されている場合が多い．また，超高齢社会となり骨粗鬆症にビタミン D 製剤を使用している患者は多い．これらの患者が感染，脱水状態，病的骨折で食思不振で悪循環となり高 Ca 血症クリーゼをきたし来院するケースにしばしば遭遇する．また，悪性疾患に随伴する高 Ca 血症では急性で高度な高 Ca 血症をきたし緊急的治療の適応となる場合が多い．原疾患のコントロールが困難な場合でも高 Ca 血症の是正により症状軽減 QOL の改善が得られることが期

待される.

参考文献

1) 竹内靖博. カルシウム代謝疾患の救急: 高カルシウム血症クリーゼと低カルシウム血症牲テタニー. 日本内科学会雑誌. 2016; 105: 658-66.

2) 和田典男. 高カルシウム血症クリーゼ, In: 吉岡成人, 他編. 内分泌代謝疾患レジデントマニュアル 第3版. 医学書院; 2010. p.144-6.

3) 田井宣之, 井上大輔. 高カルシウム血症クリーゼ, In: 龍野一郎, 監修. ここが知りたい！内分泌疾患診療ハンドブック. 中外医学社; 2016. p.88-92.

〈時永耕太郎〉

II 緊急を要する疾患

6 粘液水腫性昏睡

緊急度 ★★★　頻度 ☆☆★

① まれな疾患であり，その存在を疑うことが大切である．
② 診断基準に合致したら早期に治療開始する．
③ 呼吸循環管理を含む全身管理が大切である．
④ 橋本脳症との鑑別も迅速に行う．

粘液水腫性昏睡は，重度で長期にわたる甲状腺機能低下のために，精神機能低下，低体温，呼吸障害，循環不全など多臓器にわたる異常をきたす病態であり死亡率も高いきわめてまれな緊急疾患である．診断にはまずはこの疾患を疑うことが重要であるが，昏睡の状態であり甲状腺機能低

- 表1　粘液水腫性昏睡の診断基準（日本甲状腺学会3次案）[1]

必須項目
1. 甲状腺機能低下（注1）
2. 中枢神経症状（JCSで10以上，GCSでは12以下）（注2）

症候・検査項目
1. 低体温（35℃以下: 2点，35.7℃以下: 1点）
2. 低換気（$PaCO_2$ 48Torr以上，動脈血pH 7.35以下，あるいは酸素投与: どれかあれば1点）
3. 循環不全（平均血圧75mmHg以下，脈拍数60/分以下，あるいは昇圧剤投与: どれかあれば1点）
4. 代謝異常（血清Na 130mEq/L以下: 1点）

確実例: 必須項目2項目＋症候・検査項目2点以上
疑い例: a. 甲状腺機能低下症を疑う所見があり必須項目の1は確認できないが必須項目の2に加え症候・検査項目2点以上
　　　　b. 必須項目（1, 2）および症候・検査項目1点
　　　　c. 必須項目の1があり，軽度の中枢神経系の症状（JCSで1～3またはGCSで13～14）に加え症候・検査項目2点以上

（注1）原発性の場合は概ねTSH 20μU/mL以上，中枢性の場合はその他の下垂体前葉ホルモン欠乏症状に留意する．
（注2）明らかに他の原因疾患（精神疾患や脳血管障害など）あるいは麻酔薬，抗精神薬などの投与があって意識障害を呈する場合は除く．
　　　しかし，このような疾患あるいは薬剤投与などは粘液水腫性昏睡の誘因となるため粘液水腫性昏睡による症状か鑑別が困難な場合，あるいはこれらの薬剤投与により意識障害が遷延する場合には誘因により発症した粘液水腫性昏睡の症状とする．
（注3）鑑別すべき疾患
　　　橋本脳症は橋本病に合併する稀な疾患で，甲状腺機能は正常～軽度低下を示す．最も頻度の高い症状は意識障害であるが，精神症状（幻覚，興奮，うつ症状など），認知機能障害，全身痙攣などを示す例もある．ステロイド反応性の脳症で，αエノラーゼのN端に対する自己抗体が認められることが多い．

48

下の所見や甲状腺切除の手術痕，家族からの情報により放射線療法などの既往などを見逃さないことが重要である．甲状腺学会の診断基準を表1に示す[1]．

病因

長期の甲状腺機能低下があり，それが感染，心血管イベント，薬剤などによって誘発される．誘引を表2に示す．

• 表2 粘液水腫昏睡の病態関連する因子

薬剤	心不全
甲状腺薬の休止	低体温
麻酔	外傷
鎮静薬安定剤	代謝障害
麻酔薬	アシドーシス
アミオダロン	低血糖
リチウム製剤	低ナトリウム血症
感染，敗血症	過換気
脳血管障害	消化管出血

(Klubo-Gwiezdzinska J, et al. Med Clin N Am. 2012; 96: 385-403[4] より)

症例

60代，女性

現病歴 1か月前に他院で施行した血液検査でNa 129mEq/Lと低値であったが，精査は行われていなかった．前日夜間より意味不明な言動が出現した．トイレで排泄物にまみれているところを家人に発見され当院救急外来を受診した．その際施行した検査でNa 113mEq/Lと低ナトリウム血症を認め，意識障害と低ナトリウム血症の精査加療目的で同日入院した（表3）．

既往歴 60歳 大腸癌手術

• 表3 来院時検査所見

【生化学】		【電解質】		【静脈血ガス】	
TP	6.9 g/dL	Na	113 mEq/L	pH	7.388
Alb	4.6 g/dL	K	4.4 mEq/L	Glu	85 mg/dL
AST	132 U/L	Cl	84 mEq/L	Lac	9
ALT	25 U/L	Ca	8.5 mg/dL	HCO	22
LDH	438 U/L	IP	2.2 mg/dL	BE	−2.1
γGTP	13 U/L	Mg	1.6 mEq/L		
T-Bil	0.8 mg/dL	**【血算】**		**【その他】**	
CK	3977 U/L	WBC	$3.41 \times 10^3/\mu L$	NH3	25 μg/dL
CK-Mb	44.1 IU/L	NEUT	71.3 %	BNP	53.9 pg/mL
BUN	12.6 mg/dL	LYMP	24.6 %	Osm-S	229 mOsm/kg
Cre	0.86 mg/dL	RBC	$3.67 \times 10^6/\mu L$	Osm-U	288 mOsm/kg
eGFR	50.4 mL/min	Hb	11.4 g/dL		
UA	3.3 mg/dL	MCV	86.4 Fl		
CRP	14.02 mg/dL	Plt	11.2×10^4		

• 表4 ACTH, CRF, LHRH, TRH 負荷試験（4者負荷試験）

	0分	15分	30分	60分	90分	120分
プロラクチン (ng/mL)	35.9		71.1	80.8	78.6	76.1
LH (mIU/mL)	1.4		1.7	2.1	2.8	3.5
FSH (mIU/mL)	3.9		4.4	4.5	5.3	6.2
TSH (μIU/mL)	0.159		0.868	1.276	1.822	2.215
GH (ng/mL)	0.69	1.14	3.48	5.53	5.55	4.25
ACTH (pg/mL)	24.3	58.1	62.2	76.6	40.7	73.3
コルチゾール (μg/dL)	6.5	6.7	8.1	8.4	8.5	9.2

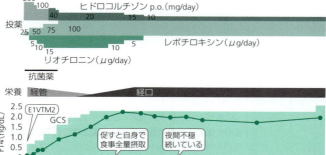

• 図1

詳細不明：高血圧症，脂質異常症
家族歴 特記すべきことなし
アレルギー 特記すべきことなし
治療と経過を図1に示す．

主要症候

症状としては，中枢神経症状，低体温，低換気（呼吸性アシドーシス，低酸素血症，高炭酸ガス血症）血圧低下，徐脈などがみられる[2-4]．

a. 神経所見

必ずしも昏睡にならない症例も多く，軽度から重症までさまざまである．また異常行動などいつもと違う人格変化

なども見られる．また早期治療されなければ局所や全身けいれん，また脳波では非特異的な徐派，低振幅などがみられることがある．

b. 低ナトリウム血症

粘液水腫昏睡では約 50%に低ナトリウム血症がみられる．このことが精神障害につながることもある．多くの場合水の排出障害が原因であり抗利尿ホルモンの過剰分泌や腎機能障害に起因する．加療に伴い改善する．低 Na 血症が重症ほど予後が悪いとの報告もある．

c. 低換気

呼吸性アシドーシスをともなった低換気は低酸素，高炭酸ガス血症による中枢性刺激の感受性低下が主でまた呼吸筋力低下，舌による閉塞，睡眠時無呼吸によるとされている．症例によっては人工呼吸器を必要とする場合がある．

d. 低血糖

甲状腺機能低下そのものまたは自己免疫機序による下垂体性を含んだ副腎不全によるものである．おもに糖新生低下によると考えられている．

e. 心血管系

徐脈や心拍出低下，拡張期高血圧が見られるが心不全はまれである．心嚢液貯留は，心電図上電位低下，心陰影増大などで疑う．

初期対応の ポイント

a. 問診診察のポイント

既往歴や薬剤服用を確認する．本人からは困難であり家人から聴取し，またここ 1〜2 か月の精神状態を含めた詳しい状況を確認する．重症例を多く疑ったら専門医への迅速なコンサルトが必要であり全身管理ができる施設への搬送も考慮すべきである．

b. 検査のポイント

自己抗体を含めた甲状腺機能のチェック，また副腎皮質機能検査のチェックが重要である．また橋本脳症と鑑別し迅速な治療が必要である．

治療

死亡率は 30〜40%であり内分泌緊急症である．甲状腺機能低下症に伴う感染，循環呼吸管理を伴いまた副腎不全状態の存在や評価が大切である．

T4 から T3 への変換障害を想定し早期の T3 補充も重要である．T4 の吸収障害の可能性も考慮すること必要があるが，有効な甲状腺ホルモン濃度目標であるが常に不整脈や心筋梗塞の危険を念頭に治療する．常に心電図モニターを

使用し虚血や不整脈発生時には投与量を減量する．投与量については報告により一定しておらず，初回静脈投与の報告もあるが，初回レボチロキシン（チラーヂン）50〜200μg/日を投与し翌日50から100μg/日を投与するというのがよいと思われる．T3リオチロニン（チロナミン）を〜50μg/日を投与併用することもある．T4からT3への変換の低下やT3はT4よりも脳血液関門を通過しやすいとの報告もあり特に脳の障害が重度の場合考慮すべきと思われる．またT3のみの投与ではT3濃度が変動しやすいとの報告もありT4，T3両者の併用が推奨される．副腎皮質ステロイド投与は，副腎不全を合併する場合も報告され併用は推奨されている．

予後

重度の低Na血症，低血圧は予後が悪く，死亡率60〜70%であったが近年では集中治療により20〜25%との報告である．また高齢，徐脈，GCSの重症度などが予後に関係する．死因の多くは呼吸不全，敗血症，消化管出血であり，予後の改善は初期の48時間の適切な治療が重要と言われている．

参考文献

1) 日本甲状腺学会. 粘液水腫性昏睡の診断基準と治療指針の作成委員会. 粘液水腫性昏睡診断基準第3次案（2010年12月）.
2) 田中祐司. 粘液水腫性昏睡の診断と治療. In: 田上哲也, 他編. 甲状腺疾患診療マニュアル. 診断と治療社; 2009. p.89-90.
3) 笠井喜久男. 粘液水腫性昏睡/クリーゼ. 内科. 2009; 103: 1713-7.
4) Klubo-Gwiezdzinska J, Wartofsky L. Thyroid emergency. Med Clin N Am. 2012; 96: 385-403.
5) Dutta P, Bhansali A, Masooddi SR, et al. Predictors of outcome in myxedema coma: a study from a tertiary care center. Critical Care. 2008; 12: R1.

〈橋本尚武〉

III 外来で重要な症候

1 高血圧

緊急度 ☆☆★　**頻度** ★★★

① 高血圧は国民病でほとんど自覚症状がないためサイレントキラーと呼ばれる．内分泌疾患，特に副腎疾患のために高血圧をきたしている患者の頻度は少なくない．
② 常に本態性高血圧ではない可能性を疑うことが重要でとりわけ頻度が高い原発性アルドステロン症はすべての高血圧患者でその可能性を考える必要がある．
③ 問診，臨床経過の聴取，診察に加え頻度の高い疾患のスクリーニング方法手順を知り，専門医への紹介，専門的対応をすべき時期を逃してはならない．

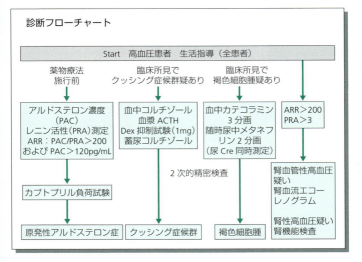

診断フローチャート

症例

40代，男性
主訴 高血圧精査
現病歴 健康診断で高血圧（160/100mmHg）を指摘され精査加療を目的に当院受診した．特に自覚症状は認めず．
既往歴 胆石・胆のう炎，喫煙歴なし
家族歴 高血圧なし
受診時現症 身長168cm，体重58kg，血圧164/102mmHg，脈拍80/分 整，クッシング徴候認めず，一般採血にて血清K 3.5mEq/L

アルドステロン濃度（PAC）140pg/mL，レニン活性（PRA）0.2ng/mL/h，ARR＝700＞200と高アルドステロン低レニン血症，ARR高値より原発性アルドステロン症が疑われた．血中コルチゾール13.5μg/dL，ACTH 23.9pg/mL，血中カテコラミン濃度は基準域であった．腹部CT検査にて副腎部に異常は指摘されず．カプトプリル負荷試験を施行，負荷前PAC 160pg/mL，PRA 0.2ng/mL/h，負荷後（90分）PAC 240pg/mL，PRA 0.2ng/mL/hで負荷後のARR＝1200＞200と陽性．原発性アルドステロン症の診断治療方針を相談の上，ACTH負荷副腎静脈採血を施行，右副腎過剰分泌が判明し腹腔鏡下右副腎摘出術を施行した．病理にて右副腎産生腺腫の所見．術後血圧は正常化した．

初期対応のポイント

　日常診療のすべての高血圧患者について，本態性でない可能性を疑うという姿勢が重要である．問診，診察，発症経過の詳細な聴取が重要である．2次性高血圧，特に頻度の高い副腎疾患による高血圧を見逃さないことが重要である．

a. 問診・診察のポイント

　原発性アルドステロン症：従来0.1〜0.5%といわれたが5〜10%と頻度が高いことが判明している．西川，大村らは，1020名の高血圧患者についての検討で約6%が原発性アルドステロン症であったと報告している．低カリウム血症，若年性，治療抵抗性，副腎偶発腫瘍，40歳以下の脳血管性障害発症例などで原発性アルドステロン症は高頻度である．血清Kは正常範囲の例，副腎部に明らかな異常が認められない例も多く注意が必要である．

　Cushing症候群は放置により予後不良のため臨床徴候の観察から見逃さないことが重要である．満月様顔貌，野牛肩，中心性肥満は特異的な脂肪沈着の所見として有名な徴候であるが日常診療で見逃されやすい．外来診療で主治医が変更となったことを契機に疑われ診断されることもある．鎖骨上窩のくぼみが脂肪沈着で消失していることは診察上注目すべき所見である．また，血管の脆弱化による皮下出血斑，赤色皮膚線条は特異性が高く十分な観察を行う．

　褐色細胞腫はカテコラミン過剰による症状，すなわち高血圧のほか頭痛，動悸，体重減少，また耐糖能障害に注目する．また何らかの刺激（運動，排便，腹部圧迫など）で高血圧発作が誘発される場合があることに注意する．発作時の血中カテコラミンの著明上昇が認められる．

検査のポイント

疾患の頻度および管理の重要性よりすべての高血圧患者において原発性アルドステロン症を疑うことが重要である. 少なくとも薬物療法を開始する段においては事前に血漿アルドステロン濃度（PAC）と血漿レニン活性（PRA）を測定する. Cushing 徴候を認め, 早朝空腹時のコルチゾールを測定し 20μg/dL 以上では Cushing 症候群を疑う. 褐色細胞腫では血中カテコラミン濃度, 随時尿メタネフリン 2 分画（尿中クレチニン濃度も同時測定）を測定する. 腎血管性高血圧は PAC 高値, PRA 高値から疑う.

診断のポイント

a. 原発性アルドステロン症の診断

スクリーニングに PAC/PRA 比, ARR を用いる.

ARR＞200 および PAC＞120pg/mL を満たす場合陽性. ただし PAC＜120pg/mL 未満の PA もあること. また逆に ARR＜200 の症例であっても PRA＜1.0pg/mL/h, PAC＞120pg/mL（たとえば PAC 120pg/mL, PRA 0.8ng/mL/h, ARR=150）を満たすもののなかに PA のものがあることも留意する. 前者ではカプトプリル試験, 後者では ACTH 試験を機能確認検査として行う.

測定条件については一般的には 15〜30 分後の座位で測定, 陽性であれば早朝空腹時, 安静臥位で再検査する. 降圧薬開始前に採血することが望ましいが困難な場合は影響の少ない Ca 拮抗薬や α 遮断薬に変更後に測定する. スピロノラクトン（アルダクトン A）は影響が大きく 2 か月の休薬を行い測定する.

b. Cushing 症候群, Subclinical Cushing 症候群

Cushing 症候群の診断には特徴的な身体徴候を見逃さないことが重要である. すなわち満月様顔貌, 野牛肩, 中心性肥満, 赤色皮膚線条 血管の脆弱化にともなう皮下出血を見逃さない. 耐糖能障害, 糖尿病を併せ持っている場合, 尿路結石, 骨粗鬆症がある場合も多い. 虚血性心疾患や感染症などを合併し放置による予後は不良であるため注意が必要である.

Subclinical Cushing 症候群は副腎偶発腫瘍が存在し副腎からのコルチゾール自律性分泌を認める（Cushing 徴候は欠く）. 副腎性 Subclinical Cushing 症候群の診断基準により診断する.

検査は, 早朝空腹安静時の血中コルチゾール基礎値を測定する. 副腎性 Cushing 症候群および Subclinical Cushing 症候群のコルチゾール自律性分泌を評価するためスクリーニング検査としてデキサメサゾン抑制試験を行う.

Cushing 症候群ではデキサメサゾン抑制試験 1mg で 5μg/dL 以下に抑制されない．Subclinical Cushing 症候群では 3μg/dL 以下に抑制されない．ACTH は低値〜正常をとる．

Cushing 病は下垂体 ACTH 産生腺腫により高コルチゾール血症 Cushing 徴候をと呈するものである．ACTH は高値（〜正常）．本邦では Cushing 病を疑う際はデキサメサゾン抑制試験（0.5mg）によるスクリーニングを行う．Cushing 病では 5μg/dL 以下に抑制されない．Subclinical Cushing 病（Cushing 徴候を欠くもの）は 3μg/dL 以下に抑制されない．

副腎の画像検査としては CT が優れているが，エコー検査は非浸襲的検査としてある程度のサイズであれば副腎腺腫の同定に有用である（検査を依頼する際に同部位をよく観察してもらう旨を伝える）．

c. 褐色細胞腫

副腎髄質または傍神経節のクロム親和性細胞より発生しカテコラミンを産生する腫瘍である．副腎から発生するものは褐色細胞腫，傍神経節から発生するものは傍神経節細胞腫という．スクリーニング検査としては血中カテコラミン，尿中メタネフリン分画を測定する．

随時血中カテコラミンはストレスにより変動することを考慮する．正常上限 2（〜3）倍以上で疑う．尿中カテコラミン代謝産物のメタネフリン，ノルメタネフリンは比較的安定しておりスクリーニングに有用である．グラムクレアチニン換算（mg/gCre）で正常上限の 2 倍以上で疑う．

エコー検査は約 90％において副腎部に発生するため非侵襲的検査として有用である．

d. 腎血管性高血圧

腎動脈の狭窄により高血圧をきたすものである．若年では線維筋性過形成が多く，中〜高年齢層では動脈硬化性狭窄が多い．全高血圧患者の約 1％とされる．

PRA 高値（>3ng/mL/h），PAC 高値（>120ng/mL）で疑う．レノグラムやカプトリル試験が行われてきたが，最近ではスクリーニング検査としては，エコー検査の精度の進歩により腎動脈の血流を評価することが感度，特異度も高く重要である．

治療

スクリーニング検査により副腎性高血圧が疑われ精査により確定された場合，当該副腎疾患の治療指針に従い個別に治療方針を決定する．各疾患の項目を参照されたい．

疾患概念

　高血圧は頻度としては本態性高血圧が多いが，現時点で原因が特定されず降圧剤による治療を行っているにすぎない．内分泌性高血圧，特に副腎疾患に伴う高血圧は診断を正確に行うことにより手術療法により治癒につながることが期待される．個々の疾患概念については本書各項目を参照してほしいが，日常診療の高血圧の患者のなかで，当たり前と思わず，まず疑ってみるという姿勢が重要である．

参考文献

1) Omura M, Saito J, Yamaguchi K, et al. Prospective study on prevalence of secondary hypertension among hypertensive patients visiting a general outpatient clinic in Japan. Hypertens Res. 2004; 27(3): 193-202.
2) 西川哲男, 齋藤　淳, 祖山暁子, 他. 内分泌性高血圧の頻度とスクリーニング法. 最新医学. 2004; 59(10): 2272-8.
3) 垣田真以子, 田上哲也. 高血圧. In: 田上哲也, 編. 内分泌・代謝ゴールデンハンドブック. 南江堂; 2015. p.30-2.
4) 大村昌夫. 原発性アルドステロン症. In: 龍野一郎, 他編. ここが知りたい！内分泌疾患ハンドブック. 中外医学社; 2016. p.186-93.

〈時永耕太郎〉

Ⅲ 外来で重要な症候

2 体重減少

緊急度 ☆☆★　頻度 ★★★

① 頻度の多い体重減少の原因疾患はコントロール不良の糖尿病と甲状腺機能亢進症.
② 体重減少が著しく自覚症状が重篤な糖尿病はインスリン適応.
③ 甲状腺機能亢進症ではバセドウ病と他の甲状腺疾患との鑑別が重要.
④ 副腎不全は，副腎クリーゼの予備軍であり危険な状態.

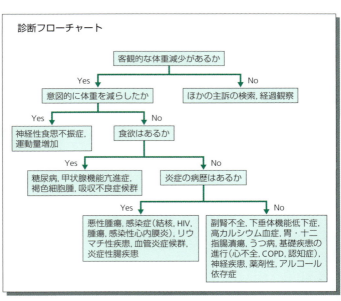

(安藤公美恵, 他. 治療. 2015; 97: 1605より改変)

症例

70代，男性
主訴 食欲不振，体重減少
現病歴 5か月くらい前から次第に食欲不振あり，見た目にも元気がなくなり，日常生活も不活発になってきた．4か月前に近医受診し血液検査を施行したが異常なく，ビタミン剤の処方を受けたが改善しなかった．3か月前にⅠ病院を受診し点滴を受けるようになった．2か月前からはほとんど食事摂取できず，ほぼ毎日点滴を受け，体重も10 kg

程度減少した．精査目的のために紹介となる．

既往歴 虫垂炎術後，変形性脊椎症

たばこ：20 歳から 20 本程度，50 年間

飲酒なし

内服薬：なし

経過 慢性的な食欲不振，体重減少，日常生活の活動度の低下より副腎不全を疑い，採血したところ，ACTH 5pg/mL，コルチゾール 0.2 μg/dL と低値を認め，ヒドロコルチゾン（コートリル）20mg の内服を開始したところ，食事摂取可能となった．下垂体 4 者負荷試験で ACTH のみ無反応であり ACTH 単独欠損症と診断した．視床下部・下垂体造影 MRI 検査では異常は認めなかった．

体重減少を
呈する
内分泌代謝疾患

a．糖尿病

自覚症状として口渇，多飲，多尿があることがほとんどである．時として清涼飲料水の多飲を伴う．減少前の体重は，標準体重より多かったことが多い．過去に血糖高値あるいは尿糖陽性を指摘されたことがあったり，家族に糖尿病歴がある場合にも積極的に疑う．

血液尿検査にて，高血糖，尿糖陽性を認め，場合により尿ケトン陽性である．体重減少が起こるような糖尿病の状態は，一時的にせよインスリン治療の適応であり，入院が望ましい．そのために専門医のいる病院に紹介する．どうしても入院が困難な場合は，外来にて栄養指導を行い，自己血糖測定，インスリン強化療法を開始する．膵癌の合併を否定するために腹部エコーを行う．

b．甲状腺機能亢進症

動悸，易疲労感，発汗，イライラ感，下痢の訴えがあるときには積極的に疑う．しかし，若年者（10 歳代から 20 歳代前半）では，日常の活動度が大きいために症状を訴えないことがある．また高齢者では，無気力感，疲労感，筋力低下が前面に出て発汗や動悸の訴えが減少する傾向がある．時として食欲低下を訴える場合もあり注意が必要である．

自覚症状の著しい例や心不全を伴う例は入院が必要であり，専門医へ紹介する．

原因の約 80％がバセドウ病であり，若年者特に女性では甲状腺腫を認めることが多く，バセドウ病患者の 2 割から 3 割程度に眼球突出が見られる．採血にて T chol 低下，Alb 上昇，FT4，FT3 高値，TSH 低値が見られる．第 3 世代の TRAb はバセドウ病の 90％以上で陽性となる．TRAb 陰性

の場合は TSAb 測定あるいは甲状腺ヨード摂取率測定を行う．甲状腺エコーではびまん性腫大，表面直下低エコー帯が見られ全体に血流が増加している．

治療は一般には抗甲状腺剤〔チアマゾール（メルカゾール），プロピルチオウラシル（プロパジール）〕で開始される．無顆粒球症や肝障害といった重篤な副作用があり，開始後2か月間は2週間毎に血液検査を施行して観察する．

橋本病による無痛性甲状腺炎が甲状腺機能亢進症の原因であることが10%程度見られる．この場合は TRAb 陰性であり，TgAb あるいは TPOAb が陽性となる．甲状腺エコーではびまん性腫大，エコーレベルの深部減衰が見られ血流は正常である．甲状腺機能亢進状態は2〜3か月で自然軽快するために体重減少が持続することは少なく，動悸に対しβ遮断薬の投与，不眠に対し入眠剤の投与といった対症療法を行う．

亜急性甲状腺炎の場合も甲状腺機能亢進症となり，前頸部の痛み，発熱を伴い白血球増加，CRP 陽性など炎症反応を呈する．触診上，甲状腺を板状に硬く触れることが特徴である．大人の急性化膿性甲状腺炎は稀であるが，甲状腺機能亢進を伴う場合があり，その時は血液検査からは亜急性甲状腺との鑑別が困難であり，甲状腺エコー所見が有用である．亜急性甲状腺炎の場合は PSL 20mg から開始し2週間に5mg ずつ減量する．

まれに機能性甲状腺腺腫により甲状腺機能亢進状態になることがあり，その診断には甲状腺エコーや甲状腺シンチグラフィーが有用である．

c. 副腎不全

コルチゾール欠乏症状として易疲労感，脱力感，食欲不振，体重減少，消化器症状（悪心，嘔吐，下痢など），精神異常（無気力，嗜眠，不安，性格変化）が現れる．高齢者ではうつ病と誤診されている場合もある．基礎疾患の有無（結核，悪性腫瘍，自己免疫疾患），ステロイド内服歴を確認する．

一般検査では低血糖，低 Na 血症，貧血，コレステロール低値，末梢血好酸球増多が見られる．ホルモン検査としてまず早朝コルチゾールを測定するが，有症状時はストレス下とみなされるので正常高値以上でなければ副腎不全を否定できない．合わせて ACTH と DHEA-S を測定する．ACTH，DHEA-S ともに低値の場合は視床下部・下垂体性副腎不全あるいは医原性副腎不全を，ACTH 高値，DHEA-S 低値の場合は原発性副腎不全を示唆する．Rapid ACTH

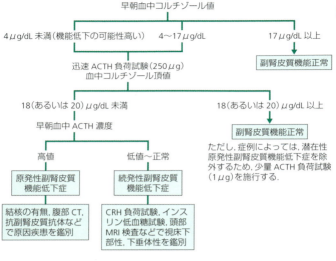

• 図1 副腎皮質機能低下症の診断フローチャート
(河手久弥, 他. 日本内科学会雑誌. 2014; 103: 883より)

test, CRH test を行い病変の特定を行う(図1).

体重減少を有するような慢性的な副腎不全状態は, 副腎クリーゼに移行しやすい危険な状態であり入院が望ましい. 症状が強いときは負荷試験を待たずに短時間型ステロイド〔ヒドロコルチゾン(コートリル)20mg 程度〕の補充を開始する. 副腎不全の場合は 1〜2 日で症状の改善が見られ始める.

d. 高カルシウム血症

消化器症状として食欲不振, 悪心嘔吐, 便秘, 腹部膨満, 体重減少, 精神症状として錯乱, イライラ感, うつ傾向, また脱水を伴うので口渇, 多尿が見られる.

一般検査として Ca, P, Alb, 尿中 Ca 排泄の測定を行い補正 Ca 濃度〔Ca 濃度+(4-Alb 濃度)〕を計算する. 高 Ca 血症が確認されたら, 薬剤性高 Ca 血症を除外して intact PTH を測定する. Ca 高値, P 低値, intact PTH 高値であれば原発性副甲状腺機能亢進症と診断して甲状腺エコー, MIBI シンチにて副甲状腺腫を確認する. Intact PTH が正常あるいは低値のときは悪性腫瘍の合併を念頭におき

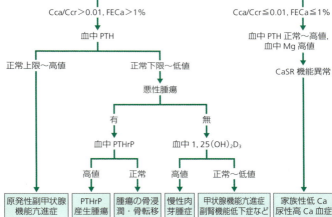

- 図2 高Ca血症の鑑別診断

pHPT: primary hyperparathyroidism
MEN: multiple endocrine neoplasia
FHH: familial hypocalciuric hypercalcemia
CaSR: calcium-sensing receptor
PTHrP: parathyroid hormone-related protein
(山内美香, 他. 日本内科学会雑誌. 2014; 103: 871より)

```
高血圧, 頻脈, 頭痛, 発汗, 動悸,
不安感, 嘔気嘔吐,
体重減少などの多彩な症状
         ↓
測定に影響する薬剤の除外
         ↓
随時尿中メタネフリン, ノルメタネフリン
     高値（3倍以上）
         ↓
血中カテコールアミン高値（3倍以上）
24時間蓄尿中カテコールアミン高値（3倍以上）
24時間蓄尿中メタネフリン分画高値（3倍以上）
```

- 図3 褐色細胞腫の診断

(成瀬光栄, 他. 日本外科学会雑誌. 2012; 113: 381より改変)

PTHrP，血中 1,25(OH)$_2$D$_3$ を測定する（図2）.

e. 褐色細胞腫

症候性の褐色細胞腫は全体の約65％であり，高血圧，頻脈，頭痛，発汗，動悸，不安感，嘔気嘔吐，体重減少などの多彩な症状を呈する.

スクリーニング検査として随時尿中メタネフリン，ノルメタネフリンを測定し基準値以上であれば，入院し精査を行う（図3）.

〈山本恭平〉

III 外来で重要な症候

3 多尿

緊急度 ☆☆★　**頻度** ★★★

① 最初に，多尿と頻尿をきちんと区別する．
② 糖尿病，低カリウム血症，高カルシウム血症，腎不全，慢性腎盂腎炎など頻度の高い疾患をまず否定する．
③ 尿・血漿浸透圧，血漿アルギニン・バソプレシン（AVP）を測定する．血漿 AVP 濃度は常に血漿浸透圧と共に解釈することが重要である．
④ 中枢性尿崩症が疑われれば 5%高張食塩水試験を行う．MRI の T1 強調画像で後葉の高信号の消失が重要な所見である．

診断フローチャート

多尿（尿量 3000mL 以上） → 頻尿との鑑別
↓
尿浸透圧
↓
高値（300mOsm 以上） → 浸透圧利尿（高血糖，薬剤性）
↓
正常～低値
↓
高張食塩水負荷試験

- 反応あり → 心因性多飲症／薬剤性
- 反応なし
  - AVP に反応あり → 中枢性尿崩症／薬剤性
  - AVP に反応なし → 腎性尿崩症／尿細管障害／低カリウム血症／高カルシウム血症／薬剤性

症例

50代，女性
生来健康，数週間前から突然，多飲・多尿が始まり，夜間も何回も飲水するようになった．糖尿病が心配になり当院内科外来を受診．
バイタル・身体所見　異常なし

主要検査所見 血算：異常なし，随時血糖値 124mg/dL，HbA1c 5.9%，Na 146mEq/L，K 3.9mEq/L，Ca 10.2mg/dL，BUN 22mg/dL，Cr 1.0mg/dL
尿比重：1002，尿蛋白：なし，尿沈渣：異常なし
尿浸透圧：120mOsm/kg，血漿浸透圧：300mOsm/kg
以上から中枢性尿崩症を疑い，以下の検査を施行した．
頭部 MRI T1 強調画像にて下垂体後葉に高信号が消失，視床下部・下垂体に腫瘍などなし．
5%高張食塩水負荷試験：尿浸透圧の上昇なし，DDAVP（デスモプレシン）投与にて上昇した．
以上より中枢性特発性尿崩症と診断した，DDAVP（デスモプレシン）にて尿量は正常化し，外来通院中である．

病態

多尿とは1日 3000mL 以上の尿量と定義されている．
多尿の原因疾患を表1に示すが，水分摂取過剰の心因性多飲症を除けば，すべて腎臓からの過剰な水分の喪失によって引き起こされる．
水分摂取過剰以外で多尿をきたす疾患は，表1の3群に分けて考えると理解しやすい．いずれの機序でも薬剤性の除外が重要である[1]．

• 表1　多尿をきたす疾患

1）水分過剰摂取

心因性多飲症
薬剤性（クロルプロマジン，抗コリン薬など）

2）アルギニン・バソプレシン（AVP）の分泌低下

中枢性尿崩症
薬剤性（アルコール，フェニトインなど）

3）腎におけるAVPの反応性低下

腎性尿崩症
低カリウム血症
高カルシウム血症
慢性腎不全
アミロイドーシス
薬剤性（リチウム，デメクロサイクリンなど）

4）腎髄質の浸透圧勾配の障害，浸透圧利尿

急性腎不全・慢性腎不全
慢性腎盂腎炎
糖尿病
嚢胞腎
多発性骨髄腫

主要症候

まず, 尿回数の多い頻尿と鑑別することが重要である. 頻尿＝多尿とは限らないからである. 頻尿だけの場合は前立腺肥大症や膀胱炎などをまず考える.

多尿では, 尿回数の増加, 夜間尿の増加, 口渇, 多飲などの症状を認める.

喝中枢の異常や十分な水分補給がない場合には, 脱水症状や高ナトリウム血症による意識障害を認めることがある.

検査・診断

表1の疾患のうち尿崩症と心因性多飲症以外の疾患は, 一般的な尿・血液・生化学検査によって診断が可能なので, 尿一般・尿沈渣, 血算, 腎機能・血糖・電解質をチェックする.

糖尿病, 低カリウム血症, 高カルシウム血症, 腎不全, 慢性腎盂腎炎など頻度の高い疾患をまず否定する.

p.64のフローチャートに従って診断を進める. 尿中・血漿浸透圧, 血漿AVPを測定する. 血漿AVP濃度は常に血漿浸透圧と共に解釈することが重要である.

まず尿浸透圧が高値かどうかを確認する. 尿浸透圧が高値（300mOsm以上）の場合は, 基本的には浸透圧利尿がかかっている状態であり, その原因を明らかにする. 高血糖と薬剤（マンニトール, 造影剤, 利尿薬）が重要である.

尿浸透圧が低値〜正常な場合は, 尿所見と血液生化学所見に加えて, 病歴・家族歴, 薬剤歴を聴取することにより多くの場合は診断可能である.

中枢性尿崩症, 腎性尿崩症, 心因性多飲症の鑑別診断（表2）

血漿AVPは, 中枢性尿崩症では低値, 腎性尿崩症では正常〜高値, 心因性多飲症では正常〜低値となるが, 血漿AVPを評価するときは血漿浸透圧との関係で判断する必要があり, AVPの絶対値だけで分泌能を判定することはできない. 特に基礎値ではオーバーラップがあるため, 5％高張食

• 表2 中枢性尿崩症, 腎性尿崩症, 心因性多飲症の鑑別診断

	中枢性尿崩症	腎性尿崩症	心因性多飲症
多尿の発症	突然	不定	不定
冷水嗜好	顕著	不定	不定
血清Na	正常〜上昇	正常〜上昇	正常〜低下
血漿浸透圧	正常〜上昇	正常〜上昇	正常〜低下
血漿AVP	低下	正常〜上昇	正常〜低下
腎のAVP反応性	正常	低下	正常
下垂体後葉高信号	消失	あり	あり

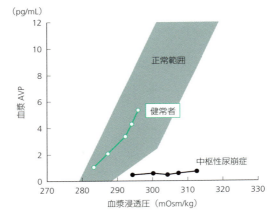

• 図1 血漿浸透圧と血漿アルギニン・バソプレシン（AVP）の関係

塩水負荷試験で, 浸透圧負荷に対する AVP 分泌反応を見ることが診断上重要である.

正常では図1に示すように, 血漿浸透圧の上昇とともに血漿 AVP の上昇がみられる. 中枢性尿崩症では AVP の反応性は低下〜消失しており, 腎性尿崩症・心因性多飲症では正常反応を示す.

また, DDAVP（デスモプレシン）の投与により, 中枢性尿崩症と心因性多飲症では尿量の減少がみられるが, 腎性尿崩症では認められない.

中枢性尿崩症について（詳しくはp.156参照）

厚労省の診断基準に従って診断する. 原因は特発性が約 40%, 続発性が約 60% である[2,3].

多尿を突然発症することが多く, 尿量は1日10L以上になることもある.

口渇は口内灼熱感を伴い, 冷水に対する嗜好性が強い.

最近は患者に負担が大きい水制限試験は行わず, 5%高張食塩水試験を行う. 画像診断では, MRI T1 強調画像矢状断において正常で認められる後葉の高信号が中枢性尿崩症では消失していることが特徴的である.

参考文献

1) 高橋　裕. 多尿. In: 成瀬光栄, 他編. 内分泌代謝専門医ガイドブック改訂第 3 版. 診断と治療社; 2012. p.20-1.

2) 東條克能. 尿崩症. In: 中尾一和, 編. 最新　内分泌代謝学. 診断と治療社; 2013. p.134-7.

3) 大磯ユタカ, 他. 厚生労働科学研究費補助金 難治性疾患克服研究事業「間脳下垂体機能障害に関する調査研究班」バゾプレシン分泌低下症（中枢性尿崩症）の診断と治療の手引き（平成 22 年度改訂）. 平成 22 年度総括・分担研究報告書. 2011.

〈岩岡秀明〉

III 外来で重要な症候

4 浮腫

緊急度 ☆★★　頻度 ★★★

① 全身性か局所性か，圧痕浮腫か，非圧痕浮腫かで原因を推定し，診断を行う．
② 浮腫の原因となる疾患の治療を行う．
③ 非圧痕浮腫は粘液浮腫を疑う重要な所見である．

症例

50代，男性
主訴 全身の浮腫
現病歴 1か月前から元気がなく仕事を休み家で臥床していた．朝呼びかけに応えなくなり，総合外来を受診した．
既往歴 高血圧，脂質異常症，橋本病でクリニック通院内服治療中
所見 身長 162cm，体重 75kg，意識 JCS II-10，血圧 90/50mmHg，脈拍 42/分 整，体温 35.2℃，全身浮腫を認め皮膚は乾燥
頭頸部：頭髪，眉毛は粗く，眼瞼浮腫あり．甲状腺腫大あり
胸腹部：心音は小さく心拍数低下，腹部は膨隆し陰嚢水腫あり
四肢末梢：前脛骨部に pitting edema あり．下腿三頭筋の把握痛なし
神経所見 上腕二頭筋反射，アキレス腱反射で弛緩相の延長あり
経過 胸部立位単純X線で心拡大と胸水貯留，心電図で徐脈と低電位，心臓超音波検査で心肥大と心嚢水貯留を認めたが，下肢静脈超音波検査で深部静脈血栓なし
血液検査でアルブミン 2.4g/dL，Cr 1.2g/dL，ALT 58IU/L，AST 78IU/L，CK 560IU/L，T-cho 320mg/dL，CRP 2.2mg/dL，BNP 240pg/mL，TSH 128μU/mL，FT4＜0.4ng/dL，ACTH 48pg/mL，D-ダイマー 0.8μg/mL
粘液水腫と診断し，副腎皮質ステロイド剤，抗生剤投与とともに，胃管から即効性のリオチロニンナトリウム（チロナミン）投与を開始した．ICU 入室後呼吸数減少し血中酸素濃度低下したため挿管を行い人工呼吸器管理とし，ノルアドレナリン投与による昇圧を試みたが，投与薬剤への反応なく血圧が低下し永眠された．

浮腫の病態

細胞組織に水分などが貯留した状態であり, 静脈やリンパうっ滞による静脈圧の増加, アルブミン低下による浸透圧低下, 炎症による血管透過性亢進が主な原因となる.

浮腫の主要徴候

a. 自覚症状

手足のむくみ, 重い感じから痛みを訴える場合もある. 指輪や服, 靴がきつくなることで気がつかれる場合もある.

b. 他覚症状

浮腫の分布が全身性の場合と一部に限局する場合がある. また浮腫の部位を指先で圧迫し指跡が残る浮腫 (pitting edema) と残らない浮腫 (non-pitting edema) がある.

初期対応のポイント

浮腫の分布, 継続時間, 浮腫以外の身体所見, 検査所見, 既往歴を検討し診断を行い, 治療方針を決定する.

1) 全身性浮腫

代表的な疾患は, 心不全, 腎疾患, 肝臓疾患であるが, 服薬中のカルシウム拮抗薬, アンギオテンシン変換酵素阻害薬, 非ステロイド性抗炎症薬, 抗生物質, 抗がん剤などの薬剤が原因となる場合もある.

2) 限局性浮腫

身体の一部に限局した浮腫は, 浮腫が生じている周囲の炎症の有無, 血管やリンパ系の障害を検索する.

上肢顔面の浮腫は比較的稀であるが, 肺癌や胸部大動脈瘤などによる上大静脈症候群や癌のリンパ節転移, 手術の後遺症としてのリンパ管損傷により浮腫が生じることがある.

下腿浮腫は経験することが多い病態であり, 下肢静脈の異常や血栓, 閉塞, 腹腔内臓器の腫瘍性病変にも注意する.

運動不足による下肢筋肉使用の減少, 高齢化に伴う筋肉量低下や低栄養なども下腿浮腫の原因として多い. このような浮腫は夕方に症状が強く朝は軽減する傾向があり, 下肢挙上や歩行, 足踏み運動などの下肢の運動により軽快消失する場合が多い.

表1 浮腫の性状と原因疾患

	全身性浮腫	局所性浮腫
圧痕性浮腫	心不全, 肝硬変, ネフローゼ症候群, 腎不全, 肺気腫, 薬剤性浮腫クッシング症候群 妊娠, 低栄養	血管浮腫, 深部静脈血栓症, 悪性疾患, 手術後遺症, 蜂窩織炎, 痛風発作 下肢運動不足
非圧痕性浮腫	甲状腺機能低下症 (粘液浮腫)	リンパ水腫 好酸球性血管性浮腫

3) 内分泌疾患に伴う浮腫

a. 甲状腺機能低下症による粘液水腫

甲状腺疾患の病歴や甲状腺腫の所見が重要である

通常粘液水腫の浮腫は non-pitting edema として知られるが，提示症例のように，心機能低下による心不全を合併し，全身性の pitting edema を示すこともある．

通常はレボチロキシンナトリウム（チラーヂンS）の経口投与で治療を行うが，より即効性のリオチロニンナトリウムを併用する場合もある．

粘液水腫クリーゼでは，全身臓器の機能低下から甲状腺ホルモン剤の吸収が低下し経口投与で改善が思わしくない場合もある．しかし甲状腺ホルモンの注射剤は現在国内で使用できないため，レボチロキシンナトリウム注射製剤を院内で調製使用する場合は倫理委員会の承認申請と特殊製剤使用の文書による同意取得が必要である．

b. 甲状腺機能亢進症による浮腫

甲状腺機能亢進による心拍数増加や心房細動による心不全で全身性浮腫をきたすことがある．

眼球突出，甲状腺腫，発汗過多，頻脈，脈不整など症状に注意し診断を進め，血液検査で甲状腺ホルモン増加で診断する．

β遮断薬を含めた心不全の治療を行う．

c. クッシング症候群による浮腫

コルチゾール過剰による筋肉量低下と脂肪沈着により顔面，腹部，下肢に pitting edema を生じる．

満月様顔貌，バッファローハンプ，中心性肥満などのクッシング徴候が診断の参考となる．

クッシング症候群を長期間診断されていなかった症例では高血圧や糖尿病により心機能や腎臓機能が低下し，心不全や糖尿病性腎症による浮腫を合併し，病態が複雑化している場合もある．

クッシング症候群の原因となっている副腎腫瘍，下垂体腫瘍，異所性 ACTH 産生腫瘍を外科的に切除する．

d. 特発性浮腫

女性に多く，種々の浮腫の原因検索を行うが原因が特定できない病態であり，治療に難渋する場合が多い．

予後

浮腫の原因疾患に依存する．

〈大村昌夫〉

Ⅲ 外来で重要な症候

5-1 低ナトリウム血症

緊急度★★★　頻度★★★

① 血清 Na 濃度が 135mEq/L 未満の状態を指す．
② 低ナトリウム血症（hyponatremia）は，電解質異常の中で最も多くみられ，特に入院患者や老人に多くみられる．
③ 低ナトリウム血症を診る場合にまずナトリウム摂取不足を考えるべきではない．例えば私達の国ではおおよそ 1 日に 10g 程度の食塩を摂取している．一方，カナダのエスキモーの人々や南米やアフリカのある地域の人々は添加食塩摂取なしで過ごしていることが知られる．しかしそれらの人々は低ナトリウム血症を起こしているわけではない．これは身体が口渇中枢と腎臓の所作によって干しあがること（drought）と水が溢れること（deluge）を回避しているからである．したがって，ナトリウム摂取不足で低ナトリウム血症を起こすことは非常に稀である．人間の祖先が海から陸に上がり乾燥に耐えるように進化してきたという説からもイメージすることは容易である．低ナトリウム血症の原因にまず食塩摂取不足を鑑別にあげることはチャート式のアルゴリズムを，考えること（思考）なしにただたどっているだけである．
④ 低ナトリウム血症を診る場合にはまず SIADH の有無を鑑別することを筆者は勧める．SIADH（syndrome of inappropriate secretion of anti diuretic hormone）は，1957 年の気管支癌の患者においての報告が端緒である．SIADH は癌だけではなく，感染症でも起こる．薬剤でも起きる．ニコチンでも，麻薬でも，エクスタシー（MDMA）でも起こる．肺疾患，中枢神経疾患でも起こる．マラソンでも，トライアスロンでも，暑い日のハイキングでも起こる．イメージを拡げる必要がある．SIADH は，自由水が腎臓から負のクリアランスに至る症候群である．入院患者の低ナトリウム血症の 3 分の 2 は SIADH であるという報告もあり，身近な症候群である．薬剤性の低ナトリウム血症は，サイアザイド，SSRI（セロトニン分泌再吸収阻害薬），カルバマゼピン，テオフィリン，ST 合剤，デスモプレッシンなどがある．
⑤ ADH（バゾプレシン）は，9 つのアミノ酸から成るペプチドホルモンである．視床下部視索上核と室傍核にて合成され，軸索輸送され，下垂体後葉から血管内に分泌される．ADH 分泌は中枢あるいは末梢の浸透圧受容体あるいは圧受容体への刺激より制御されている．血管内に分泌された ADH は速やかに肝臓と腎臓で代謝されるため半減期はおおよそ 18 分と言われる．ADH の受容体には，V1a，V1b，V2 受容体の存在が知られている．V2 受容体は腎集合管血管

側にあり，アデニル酸シクラーゼ─cAMP系を活性化し，水チャネルであるアクアポリン2(AQP2)を管腔側細胞膜へ移動させる．膜の水透過性が高まる結果，水の再吸収が促進され尿量が減少（抗利尿）する．V1a受容体は心筋，血管平滑筋，大腸平滑筋などに分布し血圧上昇作用，腸管蠕動運動促進作用を起こす．V1b受容体は下垂体前葉にありCRH（副腎皮質刺激ホルモン放出ホルモン，corticotropin-releasing hormone）によるACTH（副腎皮質刺激ホルモン，adrenocorticotropic hormone）分泌を増強する．すなわち，V2受容体を介したADHによる水再吸収がSIADHである．ここで全てのSIADHにおいて血液のADH濃度が上昇しているわけではないという点からSIAD（syndrome inappropriate anti-diuresis）という呼称を用いるべきだという提案もされた．我が国のSIADHの診断基準では，血清Naが135mEq/L未満でADHは感度以上の濃度である．現実に過去に我が国にてADH濃度が測定できない時期があった．つまりADHが未知であってもSIADHの診断は可能である．国によりSIADHの診断基準が異なることも頭の隅に留めるべきである．

低ナトリウム血症の分類

a. 高張性低ナトリウム血症（pOsm＞280mOsm/L）

マンニトールやグリセロールなど細胞膜を通過しがたい高張性輸液をした時や高血糖時に細胞内から細胞外に水が移動する．

b. 等張性低ナトリウム血症（偽性低ナトリウム血症）

脂質代謝異常症や多発性骨髄腫，マクログロブリン血症など容積を占める脂質や蛋白質が血中に増加した時に見かけ上の低ナトリウム血症が起こる．

c. 低張性低ナトリウム血症（pOsm＜280mEq/L）

真の低ナトリウム血症．

相対的に水が多い場合がほとんどである．つまり摂取不足は稀である．

真の低ナトリウム血症は以下に大別する（表1〜5）．

• 表1　低張性低ナトリウム血症

細胞外液減少	TBNa　↓ 細胞外液↓，総水分量↓
純粋な水過剰	TBNa　→ 細胞外液→，総水分量↑
浮腫性疾患	TBNa　↑ 細胞外液↑，総水分量↑

- 表2 細胞外液が正常な低ナトリウム血症（純粋な水過剰）

SIADH（悪性腫瘍, 脳疾患, 肺疾患, 薬剤, その他）
多飲症
beer potomania
疼痛, 悪心・嘔吐, ストレス
甲状腺機能低下症
糖質コルチコイド欠乏（副腎不全）
reset osmostat

- 表3 細胞外液が増加した低ナトリウム血症（浮腫性疾患）

腎不全（UNa＞20mEq/L）

有効循環血漿量減少（UNa＜20mEq/L）
　　うっ血性心不全
　　肝硬変
　　ネフローゼ症候群

- 表4 細胞外液が減少した低ナトリウム血症

腎からの体液の喪失（UNa＞20mEq/L）

　　利尿薬
　　塩類喪失性腎症
　　浸透圧利尿
　　鉱質コルチコイド欠乏（Addison病）
　　cerebral salt wasting
　　鉱質コルチコイド反応性低Na血症
　　(mineralcorticoid responsive hyponatremia of the elderly)

腎以外からの体液の喪失（UNa＜10mEq/L）

　　消化管からの喪失（嘔吐, 下痢, チューブドレナージ）
　　皮膚からの喪失（火傷など）
　　third spaceへの喪失（膵炎）

- 表5 低張性低ナトリウム血症

細胞外液減少	TBNa ↓, 細胞外液 ↓, 総水分量 ↓ 生理食塩水を輸液する フロセミド投与しない
純粋な水過剰	TBNa →, 細胞外液→, 総水分量 ↑ 生理食塩水で悪化するかも フロセミド投与する
浮腫性疾患	TBNa ↑, 細胞外液↑, 総水分量 ↑ 生理食塩水を輸液しない フロセミド投与する

I. 体液量が正常な（euvolemic）低ナトリウム血症, 純粋な水過剰

　SIADH, 副腎不全, 甲状腺機能亢進症, 多飲症, beer potomania, reset osmostat, 疼痛, 悪心・嘔吐, ストレス, 下垂体不全

【治療】生理食塩水の点滴で悪化する場合がある.
フロセミド（ラシックス）を投与する場合がある.

II. 体液量が増加した（hypervolemic）低ナトリウム血症, 浮腫性疾患

うっ血性心不全, 肝硬変, ネフローゼ症候群, 妊娠（uNa<20mEq/L）
●腎不全（uNa>20mEq/L）
【治療】生理食塩水を投与しない.
フロセミドを投与することが多い.

III. 体液量が低下した（hypovolemic）低ナトリウム血症
●腎からの喪失（uNa>20mEq/L）

利尿薬（サイアザイドなど）, 塩類喪失性腎症, 浸透圧利尿, 鉱質コルチコイド欠乏, 中枢性塩喪失, 鉱質コルチコイド反応性低ナトリウム血症（MRHE: mineral corticoid responsive hyponatremia of the elderly）
●腎以外からの喪失（uNa<20mEq/L）

消化管からの喪失（嘔吐, 下痢, チューブドレナージ）, 皮膚からの喪失（火傷など）, third space への喪失（膵炎）
【治療】生理食塩水を投与することが多い.
フロセミドを投与しない.

主要兆候

低ナトリウム血症が軽度の時は, 嘔気, 倦怠感. 高度になるにつれ, 頭痛, 無関心, 落ち着きのなさ, 虚弱, 見当識障害が起こる. 低ナトリウム血症がさらに高度になる, あるいは急速に悪化した場合は, 痙攣, 昏睡, 呼吸停止に至る.

初期対応のポイント

a. 問診・診察のポイント

〈問診〉薬剤投与歴を確認することは非常に大切である.
〈診察〉脈拍, 血圧, 皮膚ツルゴール（Turgor）の状態, 圧痕性浮腫の有無は, 体液量推定のために重要である. 意識状態の変化には特に注意する.

b. 検査のポイント

〈血液検査〉Na, 血清浸透圧, BUN, Cr, UA（尿酸）, 血糖値, 脂質, 蛋白, アルブミン
〈尿検査〉尿中 Na, 尿浸透圧
〈内分泌検査〉AVP, 甲状腺機能, 副腎機能, BNP
（SIADH では尿酸値は低下し, 脱水では尿酸値が上昇する）

c. 診断のポイント

SIADH の有無を鑑別し, 体液量の状態を判定し原疾患を診断する.

治療

1. 原疾患の治療

薬剤であれば中止する.

2. 緊急治療として 3%食塩水の投与

- 48 時間以内に急激に進行した高度の低ナトリウム血症は頭蓋骨で覆われている脳の細胞に水が流入し脳浮腫, 脳ヘルニアを起こす.

- 低ナトリウム血症を急激に補正しようと高張液を輸液すると脳細胞内の水が細胞外に移動して, 脳の細胞の容積が急激に小さくなり, 浸透圧性脱髄症候群(ODS：osmotic demyelination syndrome)が起きるので注意が必要である. かつては橋中心髄鞘崩壊症候群(CPM：central pontine myelinolysis)と呼ばれていたが, 橋以外でも起こることから, 現在は ODS が一般的である. ODS は不可逆的に経過し, 死に至る病である. したがって, 高度の低ナトリウム血症の治療は, 神経所見や Na 濃度のモニターと輸液変更が可能な集中治療室にての治療が望ましい.

- ナトリウムの補正は 24 時間で 10mEq/L 以下になるように調節する.

- 3%食塩水は予め院内の薬剤部と製剤方法を打ち合わせておくことが望ましい(生理食塩水, 注射用蒸留水, 10%食塩水を用いて作る).

3. SIADH の場合は水制限が基本である

4. 脱塩 (desalination)

SIADH で脱塩を起こしている場合は生理食塩水の投与でも低ナトリウム血症が悪化することに留意すべきである. SIADH の本体は, ADH の腎尿細管への作用により, 自由水が血管内に多く存在する. それに反して, 尿内は濃縮され(尿浸透圧が高い)ている. 尿の浸透圧より低い浸透圧の輸液は, 濃縮された尿として腎より排泄され, 残りは自由水として血管内に残存し, 低ナトリウム血症は悪化する. この現象は, 周術期に生理食塩水を輸液しながら全身麻酔下手術をした患者が低ナトリウム血症を起こした例やボストンマラソンにて, おそらく経口補液製剤の過量摂取で死亡した低ナトリウム血症例などからも裏付けられている. 例えばマラソンランナーは暑熱環境や激しい運動にておそらく SIADH による低ナトリウム血症を起こしていることが知られる. 上記結果からすれば, いかなる塩分濃度のスポーツ飲料であっても過量摂取は低ナトリウム血症を悪化させる可能性がある. これが脱塩そのものである. 例え, 生理食塩水を点滴しながらマラソンすることが可能であって

も，低ナトリウム血症は悪化する場合があると推測される．

（尿中 Na＋尿中 K）/血清 Na＝有効浸透圧（tonicity）クリアランス＞1.0 の時に，電解質自由水クリアランス＝尿量×（1－（尿中 Na＋尿中 K）/血清 Na）はマイナスとなり，脱塩が起き自由水は尿に排泄されずに血管内に貯留する．

したがって，筆者はマラソンなどの運動時にスポーツドリンクの飲用を勧めない．

5. SIADH に対する他の治療

●経口食塩
●フロセミド: 自由水利尿の促進
●デメクロサイクリン（レダマイシン）: 自由水利尿の促進
●ADH 受容体拮抗薬. モザバブタン（フィズリン）には異所性 ADH 産生腫瘍による SIADH による低ナトリウム血症には保険適応がある.
●リチウム: 腎性尿崩症を起こす
●尿素: 自由水クリアランスの促進

おわりに

低ナトリウム血症は，塩欠乏でなく，相対的な水過剰であると認識すべきである．SIADH は理解しづらい症候群であるが，低ナトリウム血症があるにも関わらず，ADH により AQP2 が発動され自由水のみが血管内に残ることが本体であることに留意頂きたい．

【注 1】SIADH の日本語は，厚生労働省と日本内分泌学会は，バゾプレシン分泌過剰症，日本内科学会は，抗利尿ホルモン分泌異常症（症候群），日本腎臓学会は，抗利尿ホルモン不適切分泌症候群である．

【注 2】MRHE（鉱質コルチコイド反応性低ナトリウム血症）: 本邦から提唱された疾患概念である. 脱水傾向にある高齢者にレニン・アルドステロン系阻害薬の ARB（アンギオテンシン受容体阻害薬）やサイアザイドの利尿薬投与により，ナトリウム保持作用不全が起こりそれを代償するために ADH が発動される状態である．

高齢者に対して安直に ARB＋サイアザイド合剤の処方を出さないことが肝要である．

参考文献

1) Brown IJ, Tzoulaki I, Candelias V, et al. Salt intake around the world: implications for public health. Int J Epidemiol. 2009; 38: 791-813.
http://ije.oxfordjournals.org/content/38/3/791.full.pdf+html

2) 羽田俊彦. 熱中症（疾患としてのコモンディジーズ 12）. In: コモンディジーズブック. 日本内科学会; 2013. p.220-3.

3) 今井裕一. 酸塩基平衡, 水・電解質が好きになる. 羊土社; 2007.

〈羽田俊彦〉

5-2 高ナトリウム血症

緊急度★★★　頻度☆★★

① 血清 Na 濃度が 155mEq/L 以上の状態を指す.
② 私たちの体は,喉が渇き,水分が失われた時には,意識せずにも水分を飲み,濃い尿が出る.これが生存のために必要な自然な状態である.飲まないように,注意を受けても水分を無意識に飲むことは高ナトリウム血症を起こさないためにはとても重要で必要なことである.
③ 喉の渇きは浸透圧受容体に伝わり,脳下垂体後葉から抗利尿ホルモン(ADH: antidiuretic hormone, AVP: arginine vasopressin)が分泌され腎臓の尿細管基底膜側にある V2 受容体を介してアクアポリン 2(AQP2)を作動し水の再吸収を行い最大濃縮尿を作る.
④ 喉が渇いていても水分を自分で飲めない人や,水分が失われても主治医が水分を与えない時に高ナトリウム血症は起こる.喉が渇いていても水分を自分で飲めない人に,主治医が適切でない点滴をした時にも高ナトリウム血症はよく起こる.肝に銘じて頂きたい.入院患者の多くは医原性高ナトリウム血症である.高ナトリウム血症の多くは水の喪失である.
⑤ したがって,高ナトリウム血症は臨床現場においてある程度発症が予測できるはずであり,口渇の反応が悪い,尿濃縮力が低下した,総体液量の少ない高齢者では高ナトリウム症の予防が必要である.高齢者は外来においても入院においても高ナトリウム血症を起こしやすい一群である.発熱,不感蒸泄,糖尿病の有無にも注意を要する.
⑥ 集中治療の場においても高ナトリウム血症の出現は入院期間の延長や死亡率の増加に繋がることが報告されている.
⑦ 小児においては,急性高ナトリウム血症の死亡率は高く,平均 45%である.急性高ナトリウム血症で神経学的後遺症を残す可能性が高い.成人においても 160mEq/L 以上の急性高ナトリウム血症の死亡率は 75% とも言われる.

高ナトリウム血症の分類

1) 口渇中枢の反応の異常
2) 水の喪失
   a. 腎性
   (Ⅰ) 尿崩症
      中枢性尿崩症
      腎性尿崩症
   (Ⅱ) 浸透圧利尿

b. 腎外性
　（Ⅰ）不感蒸泄
　（Ⅱ）消化管からの排泄
　（Ⅲ）皮膚からの排泄
3）ナトリウム過剰負荷
4）細胞外液から内液への移動

1）口渇中枢の反応の異常

　口渇を感じても飲水できない状態である．自ら飲水できない患者においては細心の注意が必要である．

●身体の動きが制限されている者
　入院患者，身体障害者，術後患者，気管挿管患者，新生児，抑制されている患者，拘束・虐待されている者
●精神の問題がある者
　せん妄，認知症
●原発性寡飲症（primary hypodipsia）
　視床下部浸透圧受容体の異常．肉芽腫性疾患，腫瘍，血管病変で起きる稀な疾患

2）水の喪失

a. 腎性
　（Ⅰ）尿崩症：別稿を参照のこと
　（Ⅱ）浸透圧利尿（osmotic diuresis）
　　●コントロールの悪い糖尿病患者の尿糖
　　●異化亢進による尿素合成
　　●高蛋白食
　　●ステロイドホルモンによる異化亢進
　　●マンニトールの静脈内投与

　バゾプレシンが作用すると，尿流量は，有効な浸透圧物質の排泄率と腎内側髄質の間質部分で有効な非尿素の浸透圧に規定される（～600mOsm/kg H_2O）．典型的な西洋食では有効な浸透圧物質は 450mOsm/日に及ぶ．それゆえに，有効な尿浸透圧が 600mOsm/kg H_2O に近くあれば，尿流量は，0.75L あるいは 0.5mL/分となる．バゾプレシンが作用すると，有効な浸透圧物質の排泄率が上昇し，尿流量は増加する．これが浸透圧利尿である．

　1 日尿中浸透圧物質排泄量≧尿中浸透圧（mOsm/kg）× 尿量（L）

これが 750mOsm 以上であれば浸透圧利尿である．

b. 腎外性
　表 1 に主な体液の電解質組成を示す．
　（Ⅰ）不感蒸泄（insensible water loss）
　発汗以外の皮膚および呼気からの水分喪失をいう．皮膚

• 表1　主な体液の電解質組成（mEq/L）

	量（L）	Na（mEq/L）	K（mEq/L）	Cl（mEq/L）	HCO₃⁻（mEq/L）
唾液	1.5	30	20	31	15
胃液	2.5	50	10	110（H⁺90）	0
胆汁	0.5	140	5	105	40
膵液	0.7	140	5	60	90
小腸液	1.5	120	5	110	35
大腸液	1.0～1.5	130	10	95	20
汗	0～3.0	50	5	50	0

からの蒸散のみを指すという意見もある．不感蒸泄の量は，環境の条件により変動するが，常温安静時において健常成人で1日に約900mL（皮膚から約600mL，呼気による喪失分が約300mL）程度である．発熱，熱傷，過換気状態などで増加する．

（Ⅱ）消化管からの喪失

浸透圧性の下痢（ラクツロース，ソルビトールなど）や炭水化物の吸収不全やウイルス性腸炎などではナトリウム喪失よりも水喪失が多いことがある．

（Ⅲ）皮膚からの排泄

暑熱環境での激しい運動など．高張性脱水．

汗のNa濃度は常に低張であり，暑い中で激しい運動をした時も高張にならない．

3）ナトリウム過剰負荷

頻度的には多くはない．食塩の多量摂取．自殺目的の醤油多量摂取の報告もある．飲水が制限されていない健常人ボランティアの研究では，食塩88g/日の摂取でも血漿Na濃度は正常に調節された報告もあれば，90gで死亡した報告もある．90gの食塩は生理食塩水であれば10Lに当たる．我が国の伝承話としても，かつて徴兵に対して醤油を多量に飲むことで兵役検査乙不合格となることを試みた話も有名である．高張食塩を含んだ輸液はかつて心肺蘇生の際に，米国心臓学会（American Heart Association: AHA）の心肺蘇生のガイドラインにて盲目的に炭酸水素ナトリウムの静脈内投与が推奨された時代（1973年以降）には多くみられたが，1980年にはAHAは，推奨も限定付きになりそれ以降，頻度は減少していると考えられる．注射用炭酸水素ナトリウムとその他の輸液製剤の組成を表2に示す．炭酸水素ナトリウムを経静脈的投与する必要がある場合には常に高ナトリウム血症に注意する．注射用炭酸水

・表2　Na 含有輸液製剤の組成

	Na$^+$	Cl$^-$	HCO$_3^-$
0.9% saline	154	154	—
3% saline（製剤なし）	513	513	—
5% saline（製剤なし）	855	855	—
10% saline	1711	1711	—
メイロン（7%）	833	—	833
メイロン84（8.4%）	1000	—	1000

素ナトリウムが高張液だということを意識すべきである．ナトリウム濃度が高い透析液での血液透析も同様である．

　原発性アルドステロン症やクッシング症候群などの慢性的ミネラルコルチコイド過剰状態は，この細胞外液が増加した高ナトリウムの類型である．

4）細胞外液から内液への移動

　痙攣や横紋筋融解症において一過性に細胞内が高張になる時に細胞外液から細胞内液に水の移動が起こる．

初期対応のポイント

a. 問診・診察のポイント

　最も重要な高ナトリウム血症の症状は，神経学的な症状である．細胞外に水が移動することにより，脳などの神経細胞が細胞内脱水の状態に至る．その重症度はナトリウム濃度の上昇速度や絶対値に依存する．死に至ることもある．不穏，興奮，気力，筋収縮，反射亢進などが起こる．結果として，昏睡，痙攣，癲癇（成人では稀とされる）を起こす．神経学的巣症状を起こすこともある．

　血圧，脈拍数，呼吸数，体温などのバイタルサインは必須検査項目である．皮膚緊張度（Turgor）低下など体液量の減少の兆候は特に大切な所見である．悪心や嘔吐，著しい口渇や努力性の呼吸の有無にも注意する．

b. 検査のポイント

　血液と尿のナトリウム濃度と浸透圧，尿比重，抗利尿ホルモン（ADH）濃度，脳 MRI（magnetic resonance imaging）

治療のポイント

【輸液療法などについて】

　体液量の状態をまず判断する．急性の症状がある高ナトリウム血症に対して述べる．

　経口摂取や胃管からの水分投与が可能であれば最も安全ではあることに留意する．

低ナトリウム血症の時と同じく，強引な補正は危険である．細心の注意が必要である．

脳は，閉鎖空間に近い頭蓋骨内にある大きさの変化に弱い臓器であることを想起されたし．脳細胞内への急激な水の移動は，神経細胞を膨化させ痙攣や永続的な障害を残す．したがって，血清ナトリウムの変化は 1 時間当たり 0.4～0.5mEq/L 以内，最初の 24 時間では 10mEq/L 以内となるように注意する．血清ナトリウム濃度は神経症状の変化がなくとも，2 時間おきには測定すべきである．痙攣や意識障害のある高ナトリウム血症は集中治療室での治療が必要であることを理解する．

a. 体液量が減少している時（高張性脱水）: 水の喪失＞ナトリウムの喪失

ショックなど循環状態が不安定であれば，生理食塩水にて循環動態をまず安定化させ，5%ブドウ糖液の輸液に移行する．もちろん，必要以上の生理食塩水では高ナトリウム血症は悪化するので注意する．循環動態が安定していれば，5%ブドウ糖液の輸液を行う．

b. 体液量が増加している時: ナトリウムの貯留＞水の貯留

過剰な塩分の除去が目的であり，5%ブドウ糖液と利尿薬の投与を行う．フロセミドでは高ナトリウム血症が悪化することがあることに留意する．腎機能に合わせて，限外濾過（ultrafiltration），血液透析（hemodialysis），血液濾過（hemofiltration），血液濾過透析（hemodiafiltration）などの体外循環や腹膜透析（peritoneal dialysis）が必要となる場合がある．

c. 体液量が正常な時（尿崩症の治療は別稿参照のこと）
5%ブドウ糖液から開始する．

参考文献

1) 飯野靖彦. 高 Na 血症. In: 一目でわかる水電解質 第 3 版. メディカル・サイエンス・インターナショナル; 2013. p.70-1.
2) 沼部敦司. 高ナトリウム血症. In: 日本内科学会認定医制度審議会救急委員会, 編. 内科救急診療指針 2016 JMECC（Japanese Medical Emergency Care Course）. 2016, p.203-6.
3) 越川昭三. 高 Na 血症. In: 輸液ハンドブック. 中外医学社; 1994. p.317-8.

〈羽田俊彦〉

6-1 低カリウム血症

緊急度★★★　頻度★★★

① 血清カリウムが 3.5mEq/L 未満が低カリウム血症（hypokalemia）である.
② 腎臓は, 尿中カリウム排泄を 15mEq/日まで低下させることができるが, 腎臓は尿中 K を 0mEq/L にできない. したがって, 低カリウム血症があっても尿中にカリウムが排泄され続けることに留意されたし.

分類

1) カリウム摂取不足
2) カリウムの細胞外から細胞内への移動
3) 腎以外からのカリウム喪失
4) 腎からのカリウム喪失: 最も多い原因
5) 偽性低カリウム血症

1) カリウム摂取不足

摂取量の低下だけでは低カリウム血症は稀ではあるが, 飢餓状態で起こりうる. 神経因性食思不振症（anorexia nervosa）では, カリウム摂取不足だけではなく多因子にて高度の低カリウム血症は起こることに注意が必要である.
吸収不良症候群, Zollinger-Ellison 症候群もこの範疇である.

2) カリウムの細胞外から細胞内への移動

a. **アルカレミア（アルカリ血症）**
代謝性であれ, 呼吸性であれ起こりうる.
b. **インスリン治療**
c. **カテコラミン**
d. **蛋白同化亢進状態**
悪性貧血にビタミン B_{12} 投与中
好中球減少症に GCSF（granulocyte-colony stimulating factor）投与中
完全静脈栄養における refeeding syndrome
e. **低カリウム血症性周期性四肢麻痺**
カリウムの急速な細胞内移動による筋力低下・麻痺
インスリンやカテコラミン分泌も誘因
甲状腺機能亢進症による低カリウム血症性周期性四肢麻痺
男女比は 17：1〜70：1 と男性に多い
夜 20 時〜朝 9 時の筋力低下

運動やストレスや高炭水化物が誘因
インスリンやカテコラミン分泌の関与
甲状腺ホルモンによる Na-K ATPase 活性増加
こむらがえり
運動後 1 回目の休憩時
低リン血症，低マグネシウム血症，乳酸アシドーシスの報告あり

3) 腎以外からのカリウム喪失

a. 消化管からのカリウムの喪失

腸炎，絨毛状腺腫，

VIP 産生腫瘍: 血管作動性小腸ペプチド（VIP）を分泌する非 β 膵島細胞腫瘍で，水様性下痢，低カリウム血症および無酸症を呈する症候群（WDHA 症候群: watery diarrhea hypokalemia achlorhydria）をきたす（診断は血清 VIP 濃度に基づき，腫瘍の局在診断は画像検査による）.

下剤の乱用

b. 過度の発汗

【検査所見】

24 時間での尿 K 排泄量 ≦15mEq

随時尿 U−K（mEq/L）/U−Cr（mg/dL）≦11.3

随時尿 U−K（mmol）/U−Cr（mmol）≦1

4) 腎からのカリウム喪失

a. 遠位尿細管尿量の増大利尿薬

利尿薬（ループ利尿薬，サイアザイド）

浸透圧利尿

Bartter 症候群

Gitelman 症候群

心因性多飲

急性尿細管壊死の多尿期

b. 皮質集合管のカリウム濃度の増加

●原発性ミネラルコルチコイド過剰症

原発性アルドステロン症

副腎腺腫，癌，皮質過形成

先天性副腎過形成（非アルドステロン性のミネラルコルチコイド）

Cushing 症候群（過剰なコルチゾール）

11β- ヒドロキシステロイド水酸化酵素欠損
（コルチゾールをコルチゾンに変換する酵素の欠損）

甘草（グリチルリチン），噛み煙草，carbenoxolone

●二次性高アルドステロン症

- 表1　低カリウム血症を起こす症候群

	Bartter症候群	Gitelman症候群	偽性Bartter症候群
発症	新生児期, 幼児期	小児期, 思春期	思春期以降, 女性多い
臨床症状	重症	比較的軽症	比較的軽症, BMI<18, 習慣性嘔吐: う歯多発
代謝性アルカローシス	+	+	+
低K血症	+	+	+
低Mg血症	稀	+	−
尿中Ca排泄	→〜↑	↓	→〜↓
随伴症状	腎石灰化 感音性難聴　　フロセミドに反応性低下	テタニー 関節石灰化　　サイアザイドに反応性低下	脱力, 便秘 軽度の腎機能障害　　フロセミド乱用例では反応性低下 摂食障害では反応性の低下なし　　フロセミド乱用例では尿中フロセミドの測定. 習慣性嘔吐では 尿中Cl<10mEq/day

c. その他

アムホテリシンB: 遠位尿細管でカリウムの吸収障害
低マグネシウム血症: Henle係蹄と集合管でカリウムの吸収阻害
重炭酸尿 (contraction alkalosis): 管内陰性荷電
トルエン中毒: 管内陰性荷電
ケトン尿: 管内陰性荷電
ペニシリンの高用量投与: 管内陰性荷電
Ⅱ型尿細管性アシドーシス: 管内陰性荷電

5) 偽性低カリウム血症

採血された検体の中に代謝が盛んな白血病細胞や輸血された細胞内にカリウムが取り込まれる. Na^+-K^+-ATPaseが駆動している.
輸血後に低カリウム血症が起こることがある.

主要兆候

軽度の低カリウム血症では無症候が多い.
倦怠感, 筋力低下
便秘 (麻痺性イレウス)
高度の低カリウム血症では, 失神, 動悸, 四肢麻痺, 呼吸抑制

Na$^+$-K$^+$-ATPase（ナトリウムポンプ，ナトリウムカリウムポンプ）

α刺激薬，β遮断薬　→K$^+$を細胞外へ→高K血症
β刺激薬，インスリン→K$^+$を細胞内へ→低K血症

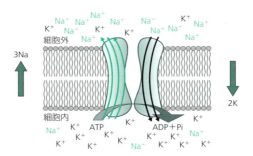

- 図1　Na$^+$-K$^+$-ATPaseのポンプ作用によって3：2の比で，Naは細胞外に，Kは細胞内に移送されている

Jens Christian Skou（1957年発見，1997年ノーベル賞）

初期対応のポイント

a. 問診・診察のポイント

〈問診〉薬剤歴の聴取は重要である．

〈診察〉血圧上昇（Bartter症候群，Gitelman症候群，利尿薬，下痢では血圧上昇なし），脈不整，腸雑音低下（麻痺性イレウスの場合）

神経所見：弛緩性筋力低下，四肢麻痺，深部腱反射低下

b. 検査のポイント

血清のK，Na，Cl，HCO$_3^-$，Mg，ブドウ糖，BUN，Cr濃度

尿のK，Na，Cl，Cr濃度

24時間蓄尿によるK排泄量

血漿レニン活性，血漿アルドステロン濃度など

血液ガス検査

TTKG（transtubular kalium gradient）
　TTKG＝(urine K/ blood K)×(blood Osm/urine Osm)
　TTKGが小さいことは腎臓のミネラルコルチコイドに対する抵抗性を示す．
　腎外性K喪失では，TTKG＜3

●FEK（fractional excretion of kalium）
　FEK＝(u-K/s-K)/(u-Cr/s-Cr)×100
　　健常者：　　　　　　　　FEK 4.0〜16.0%
　　腎外性低カリウム血症：　FEK 1.5〜6.3%
　　腎性低カリウム血症　：　FEK 9.5〜24.0%

●心電図

T波平低化，ST低下，U波，PR延長，QRS幅延長，期外収縮

心電図変化は必ずしも血清カリウム濃度を相関しないことがあるので注意が必要である．

治療

a. 低カリウム血症の原因を中止する
利尿薬中止など

b. 食事のカリウム含有量を上げる
カリウム含有量の多い食品（バナナ，オレンジ，トマト，メロン，ドライフルーツ，ジャガイモ，サツマイモ，ホウレンソウ，アボカド，豆類，オレンジジュース，ココナッツジュース，シトラス（柑橘類）ジュース，ノニジュース）など

c. カリウムの経口補充
塩化カリウムなどをK 40〜100mEq/日程度

経口投与は経静脈的投与より確実に安全である．

スローケー：K 8.0mEq含有

グルコンサンK：K 4mEq/g含有

（マグネシウム欠乏があれば，マグネシウム補充が必要である）

注射用KCLをオレンジジュースに入れるとカリウム濃度の高い飲料となるがまずい．

d. カリウムの経静脈投与：入院加療
塩化カリウム40mEq/生理食塩水1000mLを輸液など

KCL 10mEq/10mL，20mEq/L/20mLがある．

急速投与はしない．心停止など切迫した状態の経静脈的なカリウム製剤の緩徐ボーラス投与は厳重なダブルチェック下で行う（クローズド・ループ・コミュニケーション）．必ず復唱して複数人で確認する．

持続的に心電図モニターを監視する．

e. カリウム保持性利尿薬の投与
スピロノラクトン（アルダクトンA）

エプレレノン（セララ）

トリアムテレン（トリテレン）

アミロライド（本邦にない）

f. プロトンポンプ阻害薬
継続する自己嘔吐による代謝性アルカローシスを伴う低カリウム血症．

注意 1）神経因性食思不振症（anorexia nervosa）による低カリウム血症

　臨床医であれば神経因性食思不振症で低カリウム血症の合併を呈している方に遭遇する機会は少なくない．食事の摂取が少ない場合もあるが本人が食事摂取の少ないことや嘔吐・下痢や利尿薬・下剤の使用を頑なに否認することが多く，診断に苦慮する場合がある．尿中のフロセミド濃度を測定することもある．難治性の場合も多い．行動療法など精神科的なアプローチが必要である．偽性 Bartter 症候群は，利尿薬や下剤の長期使用や不適切使用によって，Bartter 症候群と同様の症状を呈した状態である．低カリウム血症は，QT 延長症候群や心室性不整脈の原因となり突然死のリスクを増加させることに留意されたし．

注意 2）原発性アルドステロン症

　コモンディジーズであるとも言われる．低カリウム血症を伴う高血圧では，代謝性アルカローシスの有無の確認や血漿レニン活性と血漿アルドステロン濃度を確認して，治療可能な疾患を見落とさない．

注意 3）Bartter 症候群と Gitleman 症候群

　Bartter 症候群は 100 万人に 1 人，Gitleman 症候群は 4 万人に 1 人の頻度とされるが，前者はループ利尿薬の作用，後者はサイアザイド利尿薬の作用と似ており，腎臓生理学の教科書を精読されながら確認されたし．Bartter 症候群と Gitleman 症候群を理解することがループ利尿薬とサイアザイド利尿薬の作用起序の理解に繋がる．

注意 4）Giteleman 症候群

　低カリウム血症に低マグネシウム血症を伴う．

**注意 5）再び記す．心停止など切迫した状態の経静脈的なカリウム製剤の緩徐ボーラス投与は厳重なダブルチェック下で行う（クローズド・ループ・コミュニケーシン）．必ず復唱して複数人で確認する．

参考文献

1) 越川昭三. 低 K 血症. In: 輸液ハンドブック. 中外医学社; 2000. p.321-3.
2) 富田公夫, 薮田敬次郎, 小川　龍, 他. 症例 10 シェーグレン症候群. In: 輸液ハンドブック. 中外医学社; 2000. p.195-204.
3) 野田裕美. Liddle 症候群. 日本腎臓学会誌. 2011; 53(2): 160-2.
4) 今井裕一. カリウム. In: 輸液ができる, 好きになる. 羊土社; 2010. p.110-40.

〈羽田俊彦〉

6-2 高カリウム血症

緊急度 ★★★　頻度 ★★★

POINT

① "デンマークの化学者のイエンス・クリスチャン・スコウは，1950年代に Na$^+$-K$^+$-ATPase の存在を発見し，1997年にノーベル化学賞を受賞している．"

② 人の体内のカリウム総量は 3000～4000mEq（50mEq/kg 体重）である．カリウムは，細胞内に 98％，細胞外に 2％存在している．この濃度勾配は，Na$^+$-K$^+$-ATPase のポンプ作用によって，3：2の比率で，ナトリウムは細胞外に，カリウムは細胞内へ移送されることによる．この仕組みにより，我々の身体の細胞外のカリウム濃度は，3.5～5.0mEq/L に，細胞内のカリウム濃度は 60～150mEq/L に維持されている．

③ 1日のカリウム摂取量は 50～100mEq で，90％が消化管から吸収され，排泄は，90％が腎から，10％が消化管からである．

④ 腎の糸球体によるカリウムの濾過は 1日 600mEq に及ぶが近位尿細管にて 60％が，Henle 係蹄にて 30％が，遠位尿細管にて 10％が再吸収される．カリウムの排泄は主に皮質集合管であり，1日 60mEq 程度である．カリウムの排泄は 0 にはならないことに留意する．

⑤ 腎機能障害や細胞崩壊のある時には，カリウムの排泄の低下や細胞内から細胞外へのカリウムの移動による高カリウム血症（Hyperkalemia）に特に注意することが必要である．

⑥ 血清カリウムが 5.0mEq/L 以上が高カリウム血症である．

• 表1　健常人のカリウム動態

健常人の体内のカリウム総量 　　3000 ～ 4000mEq 　　50mEq/kg
細胞内に98％，細胞外に2％ Na$^+$－K$^+$－ATPaseのポンプ作用によって3：2の比で， Naは細胞外に，Kは細胞外に移送されている
細胞内K濃度： 60 ～ 150mEq/L 細胞外K濃度： 3.5 ～ 5.0（5.3）mEq/L
1日のカリウム摂取量 　　50 ～ 100mEq 　　1mEq/kg 90％が胃腸管から吸収される 排泄は，90％尿中，10％が消化管へ

高カリウム血症の分類	1) 腎臓からのカリウムの排泄低下
	2) カリウム摂取の増加
	3) カリウムの細胞内から外への移動
	4) 偽性高カリウム血症

1) 腎臓からのカリウムの排泄低下

　重ねて記す．腎でのカリウムの再吸収は，近位尿細管での受動的再吸収，Henle ループの太い上行脚では管腔側の $Na^+/K^+/2Cl^-$ 共輸送体（NKCC2）による輸送がある．近位尿細管にて 60%，Henle 係蹄ループにて 30%，遠位尿細管にて 10% が再吸収される．

　腎でのカリウムの排泄は，アルドステロンの作用（管腔側の上皮ナトリウムチャンネル（ENaC）によるナトリウム再吸収にての管腔内陰性荷電，基底膜側の Na^+-K^+-ATPase，カリウムの透過性亢進），遠位尿細管への水の到達速度，遠位尿細管へのナトリウムの到達速度により制御される．皮質集合管には ROMK（renal outer medullary K），Maxi-K などのカリウムチャンネルがある．

（ポンプは，エネルギーを使っての濃度勾配に逆らう移動である．チャンネルは，能動勾配に従う無機イオンの移動であり，通常閉鎖されているがシグナルにより開放され急速な移動が起こる．輸送体（トランスポーター）は，主に有機イオンの緩徐な移動を指す）

a. 機能しているネフロン数の減少

　　慢性腎臓病
　　急性腎障害

b. 尿細管腔内へのカリウム分泌低下

①低アルドステロン症

● Addison 病，先天性副腎酵素欠損
　 Ⅳ型尿細管性アシドーシス：糖尿病性腎症

● アルドステロン合成阻害，抑制
　 ヘパリン，ケトコナゾール，
　 アンジオテンシン転換酵素阻害薬，アンジオテンシン受容体遮断薬

● レニン分泌抑制と遠位尿細管流量低下
　 非ステロイド系消炎鎮痛剤

● レニン・アンジオテンシン・アルドステロン系の抑制など
　 シクロスポリン

● その他
　 タクロリムス，メシル酸ナファモタット，トリアムテレン

アミロライド: ENaC 抑制

②アルドステロンへの反応低下

● I 型尿細管性アシドーシス: 鎌状赤血球症

尿細管主細胞でのカリウム分泌抑制: トリメトプリム, ペンタミジン

● 鉱質コルチコイド拮抗薬: スピロノラクトン

● 偽性低アルドステロン症（I 型: 世界で 100 例以上, 2型: 世界で 50 例）

③間質性腎炎, 閉塞性尿路疾患, アミロイドーシス

c. 遠位尿細管への尿流量の低下（ナトリウム排泄量の低下）: 循環血漿量の低下

2) カリウム摂取の増加

腎臓と副腎の機能が正常であれば, 高カリウム血症をきたすほどのカリウムを摂取することは困難である. カリウムは腎から排泄される. 食事で高カリウム血症をきたすのは腎機能が障害されている場合である.

a. カリウムを多く含む食事の摂取

バナナ, オレンジ, トマト, メロン, ドライフルーツ, ジャガイモ, サツマイモ, ホウレンソウ, アボカド, 豆類, ココナッツジュース, シトラス（柑橘類）ジュース, ノニジュース, 食塩代替品

Cautopyreiophagia: マッチ棒の先の燃えかすの摂食

b. 輸血

保存血は, 放射線照射による赤血球の細胞膜損傷による Na^+-K^+-ATPase 活性低下により血漿カリウム濃度が 10～40mEq/L まで上昇することがある.

c. カリウムを含有する輸液

3) カリウムの細胞内から外への移動

高血糖, 酸血症, 横紋筋融解症, 組織崩壊, サクシニルコリン

Na^+-K^+-ATPase 阻害: β 受容体刺激薬, ジゴキシン, α 受容体刺激薬

高カリウム性周期性四肢麻痺

4) 偽性高カリウム血症

手を握りしめたこと, 採血に戸惑ったこと, 溶血, 血小板増加, 白血球増加

家族性偽性高カリウム血症: 赤血球の膜異常

主要症状

筋虚脱
四肢麻痺
不整脈

初期対応のポイント

a. 問診・診察のポイント

〈問診〉薬剤,腎臓病,糖尿病,高血圧,副腎不全の既往,家族歴の有無を確認する.

〈診察〉特有な所見はない.

脈の不整,徐脈に注意する.

b. 検査のポイント

〈心電図〉初期:テント状 T 波→ PR 延長,QRS 幅拡大,房室伝導遅延,P 波の平坦化→サインカーブ波形→心室細動,心停止

(慢性腎臓病などで,高カリウム血症が慢性緩徐に進行した場合には,心電図変化がないこともある)

〈検査所見〉血清カリウム濃度,尿中カリウム濃度,血糖値,血算など

血液ガス検査: アシドーシスの有無

血漿レニン活性,血漿アルドステロン濃度,血漿コルチゾル濃度

TTKG (Transtubular K gradient)

TTKG= (urine K/ blood K) × (blood Osm/urine Osm)

TTKG が大きいことは血中から尿細管腔へカリウムが移動していることを示す.

すなわち,レニン・アンジオテンシン・アルドステロン系が賦活していること示す.

逆に小さいことはアルドステロン不足や反応性の低下を示す.

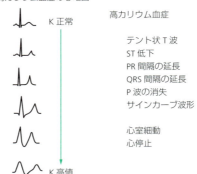

・図 1 高カリウム血症の心電図変化

治療

①原因や悪化因子の除去: 薬剤の中止, 点滴内容の変更

②カルシウム製剤の経静脈的投与: 細胞膜の易興奮性の抑制

　グルクロン酸カルシウム (カルチコール), 塩化カルシウムをゆっくり静注

　効果発現は 5 分以内, 持続は 30 分と言われる.

③グルコース・インスリン療法: カリウムを細胞内へ移動させる.

　50%ブドウ糖液 50mL にレギュラーインスリン 10 単位添加し経静脈的投与

　効果発現は 15〜30 分以内, 持続は 4〜6 時間と言われる.

④重炭酸ナトリウム: カリウムを細胞内へ移動させる.

　50〜150mEq をゆっくり静注

　効果発現は 15〜30 分以内, 持続は 1〜2 時間と言われる.

⑤β_2 アドレナリン作動薬: カリウムを細胞外から細胞内へ移動させる.

　サルブタモール (ベネトリン) の吸入

　効果発現は 30 分以内, 持続は 2〜4 時間と言われる.

⑥利尿薬: カリウムを腎から排泄

　ループ利尿薬〔フロセミド (ラシックス) など〕の静脈内投与. 40mg から

　効果発現は 15〜30 分以内, 持続は 6 時間と言われる.

⑦陽イオン交換樹脂: 消化管よりのカリウムの排泄

　ポリスチレンスルホン酸カルシウムとポリスチレンスルホン酸ナトリウムの経口投与. 重篤な合併症とし腸管穿孔があるので, 便秘にならないように注意する.

　腸閉塞には禁忌であり, 投与しない.

　ポリスチレンスルホン酸カルシウム (カリメート)

　ポリスチレンスルホン酸カルシウム (アーガメートゼリー)

　ポリスチレンスルホン酸ナトリウム (ケイキサレート)

　効果発現は 1〜2 時間以内, 持続は 4〜6 時間以内と言われる.

⑧透析療法: 体外へのカリウムの除去

　血液透析 (hemodialysis) と腹膜透析 (peritoneal dialysis) がある. 血液透析用の透析液のカリウム濃度は 2mEq/L までしか下げられないが, 腹膜透析液のカリウム濃度は 0mEq/L の製剤がある. 高カリウム血症状が心停止に近い喫緊の状態であれば, 所属施設にて一番早く

開始できる血液浄化療法を選択する.

これはあくまでも高カリウム血症により当に心停止が近い喫緊の状態（血液透析が直ちに始められない状況）で筆者が経験した一つの手段であるが，14G 程度のサーフロー®針などの一時的留置針を確実に腹腔内に入れる技術と生理食塩水と点滴回路があれば，血液透析の設備のない施設でも腹膜透析は可能である．腹腔内の安全な位置に入っている留置針と輸液回路を介して全開の速さで生理食塩水と注液し，排液し，新しい生理食塩水を注入し，排液する過程を喫緊の高カリウム血症の心電図モニター所見の改善まで継続する．

血液濾過（hemofiltration）や血液濾過透析（hemo-diafiltration）のデバイスも選択の候補にあがる治療手段であるがカリウムを下げる速度に関しては血液透析や腹膜透析に劣る．限外濾過（ultrafiltration, 所謂 ECUM）は高カリウム血症の治療手段の候補にあがらない．重症な高カリウム血症の患者が要しているのは限外濾過ではなく，拡散（diffusion）である．

⑨鉱質コルチコイド: 低アルドステロン症の場合には必要となる.

参考文献

1) Mount DB, Zandi-Nejad K. Disorders of Potassium Balance. In: Brenner & Rector's The Kidney. 9th ed. Elsevier Saunders; 2011. p.640-88.

2) 飯野靖彦. K の調節. In: 一目でわかる水電解質. 第 3 版. メディカル・サイエンス・インターナショナル; 2013. p.52-3.

3) 須藤　博. K 代謝異常. In: Dr. 須藤の酸塩基平衡と水・電解質. 中山書店; 2015. p.37-42.

4) 柴垣有吾. カリウム代謝異常の診断と治療. In: より理解を深める！ 体液電解質異常と輸液. 中外医学社; 2007. p.88-119.

5) 沼部敦史. 高カリウム血症. In: 日本内科学会認定制度審議会救急委員会, 編. 内科救急治療指針 2016. 2016. p.210-3.

〈羽田俊彦〉

IV 重要な内分泌疾患

1 甲状腺機能低下症（橋本病）

緊急度 ☆☆★　**頻度** ★★★

① 甲状腺機能低下症の原因として最も多いのは橋本病（慢性甲状腺炎）であり，1912年にわが国の橋本策博士によって初めて報告された[1].

② 橋本病はびまん性甲状腺腫および自己抗体陽性あるいは細胞診でのリンパ球浸潤にて診断される臓器特異的自己免疫疾患であり，病態が進行すると甲状腺機能低下症が発症する.

③ 橋本病は女性に多く，成人女性の約3〜10％の高頻度に認められる．ただし，その半数以上は甲状腺機能が正常で治療は不要である.

④ 甲状腺機能低下症の治療はレボチロキシンナトリウム（IT4, チラーヂンS）の経口投与が主である.

⑤ 橋本病の特殊な病態として無痛性甲状腺炎，有痛性橋本病（橋本病急性増悪）および橋本脳症[2]がある.

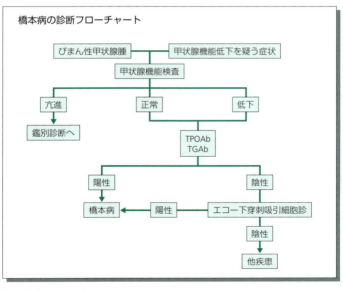

橋本病の診断フローチャート

症例

60代，女性
現病歴　健診にて甲状腺腫大を指摘され来院．自覚的異常なし
既往歴　なし

家族歴 姉：橋本病

喫煙：なし

診察 前頸部に弾性硬の甲状腺を触知

検査所見 TSH 16.65μIU/mL，FT3 3.28pg/mL，FT4 0.92ng/mL，TPOAb 600<IU/L（＋），TGAb 1170IU/mL（＋），HDL 96mg/dL，LDL 142mg/mL

甲状腺エコー：両葉腫大，表面凹凸あり，腫瘤なし，内部エコーは粗雑・血流増加なし

橋本病による甲状腺機能低下症と診断

lT4 25μg/日開始

経過 7週後：TSH 10.84，FT3 2.86，FT4 1.06，lT4 50μg/日に増量

16週後：TSH 0.55と正常化，FT3 3.99，FT4 1.06，lT4 50μg/日継続

28週後：TSH 8.82と再度増加（lT4内服はきちんと継続とのこと），FT3 2.70，FT4 1.18，lT4 62.5μg/日に増量

40週後：TSH 1.08と正常化，FT3 3.21，FT4 1.63，lT4 62.5μg/日継続

その後lT4 62.5μg/日にてホルモンおよびTSH正常が持続

主要症候

甲状腺機能低下の主な症状としては次のようなものを認める．

全身症状：寒がり，体重増加，浮腫，易疲労感，集中力低下，傾眠，うつ傾向

皮膚症状：乾燥，脱毛，粗い毛髪

消化器症状：便秘

循環器症状：徐脈

婦人科症状：月経不順，不妊

いずれも非特異的症状であり，軽い場合には自覚的異常と感じないこともある．甲状腺機能低下を疑った場合にはこれらの症状を聞き出すことも重要である．

甲状腺機能低下が高度の場合には意識障害をきたす場合もある．

**初期対応の
ポイント**

甲状腺の腫大を認めた場合はもちろん，機能低下を疑わせる症状がある場合には甲状腺ホルモンを測定することが重要である．また家族歴がある場合にもホルモン・抗体検査を考慮することが望ましい．

a. 問診・診察のポイント

〈問診〉甲状腺疾患の家族歴の確認は重要である．

症状が軽い場合には自覚がない場合もあり，関連があると思われる症状を聞き出すこともポイントである．

〈診察〉前頸部にびまん性甲状腺腫を認めることが多い．大きい例では気管を圧排することもあるが，ほとんど触れない例や萎縮性に進行し全く触知しない例もある．

b. 検査のポイント

〈血液検査〉びまん性の甲状腺腫を認める場合，症状あるいは家族歴などより甲状腺との関連が疑われる場合には甲状腺ホルモンを測定することが重要である．機能低下（THS高値，FT3/FT4低値）の場合はもちろんであるが，潜在性甲状腺機能低下（TSH：高値，FT3/FT4：正常），機能正常の場合でも他の所見より橋本病が疑われる場合には抗TPO抗体（TPOAb）・抗TG抗体（TGAb）を測定する．

甲状腺機能低下が持続している場合には，血液生化学検査で総コレステロール（TC）・クレアチニンキナーゼ（CK）・肝酵素（AST/ALT）高値を認めることがあり，低下症発見の手がかりとなることもある．

〈画像検査〉橋本病の診断には超音波検査が有用である．甲状腺のびまん性腫大，表面の不整，特徴的な内部エコー（初期は粗雑なエコー像，進行すると不均一な低エコー）などが橋本病に特徴的である．炎症が強い場合に，甲状腺全体の血流増加を認めることがある．

超音波検査に比べ，CTやMRI検査は橋本病の診断には有用でない．鎖骨下あるいは縦隔内に進展するような大きな甲状腺腫の全体像を把握する場合などに補助的に用いられる．

〈穿刺吸引細胞診〉エコー下に行われる穿刺吸引細胞診は自己抗体が陰性で臨床的に橋本病が疑われる場合の確定診断に有用である．細胞診ではリンパ球の浸潤，上皮細胞の好酸性変化が認められれば橋本病と診断される．

c. 診断のポイント

表1に日本甲状腺学会による慢性甲状腺炎（橋本病）のガイドラインを示す．諸症状，診察所見および家族歴より甲状腺機能低下を疑うこと，そして甲状腺機能検査・自己抗体検査を行うこと．診断のポイントは以上に尽きる．

鑑別が必要な疾患としてはバセドウ病，悪性リンパ腫，単純性甲状腺腫，甲状腺癌および亜急性甲状腺炎などがある．甲状腺ホルモン，抗体検査およびエコーによる診断でその鑑別は比較的容易と考えられるが，もし診断に迷われた場合には専門医への相談が望ましい．

• 表 1　慢性甲状腺炎（橋本病）の診断ガイドライン

a）臨床所見

1．びまん性甲状腺腫大
但しバセドウ病など他の原因が認められないもの

b）検査所見

1．抗甲状腺マイクロゾーム（またはTPO）抗体陽性
2．抗サイログロブリン抗体陽性
3．細胞診でリンパ球浸潤を認める

1）慢性甲状腺炎（橋本病）

　a）および b）の1つ以上を有するもの

【付記】
1．他の原因が認められない原発性甲状腺機能低下症は慢性甲状腺炎（橋本病）の疑いとする.
2．甲状腺機能異常も甲状腺腫大も認めないが抗マイクロゾーム抗体およびまたは抗サイログロブリン抗体陽性の場合は慢性甲状腺炎（橋本病）の疑いとする.
3．自己抗体陽性の甲状腺腫瘍は慢性甲状腺炎（橋本病）の疑いと腫瘍の合併と考える.
4．甲状腺超音波検査で内部エコー低下や不均一を認めるものは慢性甲状腺炎（橋本病）の可能性が強い.

（日本甲状腺学会. 甲状腺疾患診断ガイドライン2013）[3]

諸家の報告では日本の病院を受診した橋本病患者の約50%は甲状腺機能が正常，約30%は低下，残りは潜在性甲状腺機能低下症（TSH：高値，FT3/FT4：正常）および機能亢進（無痛性甲状腺炎の一部）である．ホルモン正常で無症状の橋本病患者の多くが病院を受診しないことを考えると，橋本病患者で機能低下があり治療を必要とする人の割合は1〜2割程度と推測される.

治療

免疫異常に対する治療法はなく，甲状腺ホルモンを正常化する治療が行われている.

a．甲状腺機能低下症

甲状腺ホルモン製剤（IT4）の補充を行う．25〜50μg/日より開始し，FT4・THSの値を見ながら2〜4週毎に25〜50μg/日ずつ増量する．FT4が正常化したら増量を中止，遅れて回復するTSHの正常化を待つ．4週間たってもTSHの正常化がなければ12.5〜25μg/日ずつ再増量を行い，TSHの正常化を図る.

高齢者，甲状腺機能低下期間が数か月以上の長期に及ぶ者および心不全などの心疾患を有する者は12.5〜25μg/日の少量から開始し，慎重に増量する.

b．甲状腺機能正常の橋本病

治療は不要である．ヨウ素の摂取過剰の注意を行い，半年〜1年毎に甲状腺機能の経過観察を行う.

c. 潜在性甲状腺機能低下症

治療開始にあたりその原因精査（橋本病，ヨウ素過剰摂取，副腎機能低下，薬剤性など）が必要であり，専門医への紹介が望ましい．

覚えておくべき疾患概念

甲状腺機能低下症の原因として最も多いのは橋本病（慢性甲状腺炎）である．橋本病は 1912 年に日本の橋本策博士により初めて報告された疾患であり，後に甲状腺濾胞細胞に対する臓器特異的自己免疫疾患であることが明らかとなった．サイログロブリン（TG）と甲状腺ペルオキシダーゼ（TPO）が主たる抗原であり，大半の患者血中に TGAb，ないし TPOAb が認められる．

女性に多いといわれる甲状腺疾患の中でも特に女性に多く男女比は 1 対 20 以上であり，成人女性の約 3～10%の高頻度に認められる．ただし，その半数以上は甲状腺機能が正常で治療は不要である．好発年齢は 20 歳代後半から50 歳位である．その発症には遺伝要因と環境要因の関与が知られているが，その詳細はまだ明らかとなっていない．

橋本病の診断は，バセドウ病が原因でないびまん性甲状腺腫大および TPOAb 陽性あるいは TGAb 陽性あるいは細胞診でリンパ球浸潤を認めることによる（表 1）．橋本病と診断されても甲状腺ホルモンに異常がなければ治療は不要であるが，生涯にわたる疾患であり定期的な経過観察が必要である．甲状腺機能の低下を認める場合には，ホルモンの補充が必要でありレボチロキシンナトリウム（チラーヂン S）の経口投与が行われる．

橋本病の特殊な病態として無痛性甲状腺炎，有痛性橋本病（橋本病急性増悪）および橋本脳症[2]がある．いずれも頻度は少ないがこれらが疑われた場合には専門医への紹介が望ましい．

参考文献

1) Satoh H, Tanaka M. History of Hashimoto's disease: from its beginning as "Struma lymphomatosa" to the establishment of a new diagnosis of Hashimoto's disease with a biography of Hakaru Hashimoto and history of Fukuoka Medical College. 日本甲状腺学会雑誌. 2013; 4; 4-13.

2) Castillo P, Woodruff B, Caselli R, et al. Steroid-responsive encephalopathy associated with autoimmune thyroiditis. Arch Neurol. 2006; 63; 197-202.

3) 日本甲状腺学会. 甲状腺疾患診断ガイドライン 2013. http://www.japanthyroid.jp/doctor/guideline/japanese.html#mansei

〈伴　俊明〉

Ⅳ 重要な内分泌疾患

2 甲状腺機能亢進症（バセドウ病を中心に）

緊急度☆★★　頻度☆★★

① 甲状腺ホルモン産生の過剰で起こる甲状腺機能亢進症のほとんどを占めるのがバセドウ病である．
② バセドウ病は甲状腺細胞にある TSH 受容体に対する自己抗体により甲状腺ホルモンの産生過剰が引き起こされる自己免疫疾患である．
③ バセドウ病の好発年齢は 20〜30 代であり，男女比は 1：4〜5 である．
④ バセドウ病の診断には抗 TSH 受容体抗体（TRAb）あるいは刺激抗体（TSAb）が有用であるが，抗体陰性の患者がいることを忘れてはならない．
⑤ バセドウ病の治療には抗甲状腺薬などによる薬物療法，放射性ヨード内用療法および手術療法がある．

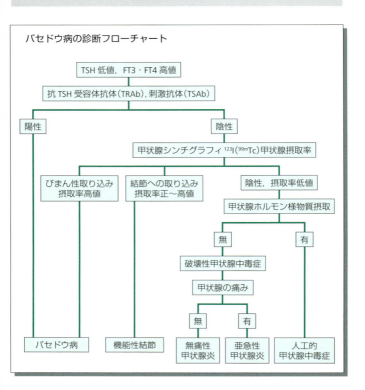

バセドウ病の診断フローチャート

症例

40代，女性

現病歴 3か月前より下腿の浮腫みあり．1か月前より両手の震え，微熱出現．またこの2か月で食事量は変わらないのに体重が2kg減少．近医受診，採血にて甲状腺機能亢進あり，当院へ紹介．

既往歴 なし

家族歴 母・姉：バセドウ病，姉：橋本病，喫煙：なし

診察 前頸部にやわらかい甲状腺を触知

検査所見 TSH 0.01μIU/mL，FT3 18.97pg/mL，FT4 4.29ng/mL，TRAb 13.5IU/L（+），AST 44IU/mL，ALT 45IU/mL，ALP 223IU/mL，LDL 65mg/dL
胸部X線：異常なし，心電図：洞性頻脈（106回/分），甲状腺エコー：両葉腫大，腫瘤なし，内部エコーは整・血流増加なし

バセドウ病による甲状腺機能亢進症と診断

チアマゾール（MMI，メルカゾール）15mg/日および無機ヨウ素（KI丸）1T/日の内服開始

経過 5週後：自覚的異常消失．TSH 0.01，FT3 4.35，FT4 1.44，TRAb 23.4．KI丸中止，MMI 15mg/日継続
以後 TSH低値，FT4正常が持続，TRAbは徐々に低下
9か月後：TSH 2.12と正常化，TRAb 4.5まで低下，MMI 15mg/日継続
1年3か月後：TSH 4.42，FT4 1.25，TRAb 1.8，MMI 10mg/日に減量
1年11か月後：TSH・FT4正常，TRAb：0.8，MMI 5mg/日に減量
2年7か月後：TSH・FT4正常，TRAb：0.8，MMI 5mg/隔日に減量
3年1か月後：TSH・FT4正常，TRAb 0.3，MMI中止
現在3年10か月経過：ホルモン正常，TRAb陰性持続

主要症候

甲状腺機能亢進症の症状は代謝の亢進に基づくものが多い．

全身症状：食欲亢進，体重減少（一部では食欲亢進により体重が増える場合もある），全身倦怠感，微熱，いらいら感，不眠，口渇
皮膚症状：発汗過多，掻痒感
消化器症状：軟便，下痢
循環器症状：動悸，息切れ，不整脈（心房細動など）
神経・筋症状：手肢振戦，筋力低下，筋萎縮，周期性四肢麻痺（女性はまれ）

婦人科症状: 月経異常, 不妊

その他: 前脛骨粘液水腫, 骨粗鬆症

　バセドウ病では眼球突出などの眼症状が有名であるが, まぶたの異常も含めその頻度は多くて30%程度である. 主な眼症状は, 眼球突出・眼瞼浮腫・結膜充血および眼球運動障害（Graefe 徴候: 下方視時に白眼出現, Moebius 徴候: 輻輳持続困難）などである. 眼症状に関しては眼科専門医の診察が必須であり, 特に視力障害を認めた場合には直ちに紹介することが重要である.

**初期対応の
ポイント**

　主要症候の何らかを訴えて来院することが多い. 視診あるいは触診にて甲状腺腫を認めればバセドウ病を疑い, 甲状腺ホルモン・自己抗体（まず TRAb）の検査を行う. また甲状腺腫がはっきりしない場合でも, 問診にて複数の症候を認めた場合には同様に検査を行う.

　甲状腺機能亢進症の症状に対する対症療法も初期対応の重要なポイントである.

a. 問診・診察のポイント

〈問診〉甲状腺疾患家族歴の確認は重要である. 症状出現時期の確認も, 治療方針決定や合併検索を行う上で欠かしてはならない.

〈診察〉ほとんどの例でびまん性の甲状腺腫を認める. ただ男性は女性に比べ甲状腺腫が低い位置にあり, 触診ではわかりづらいことがある.

b. 検査のポイント

〈血液検査〉甲状腺ホルモン（FT3・FT4 上昇, TSH 低値）および TRAb を測定する. TRAb には第一世代から第三世代までの測定キットがあり, それぞれ感度・特異度が異なるので注意を要する. TRAb が陽性ならバセドウ病の可能性が高くなるが（無痛性甲状腺炎でも陽性になる場合がある), 陰性でも臨床的にバセドウ病が疑われる場合には刺激抗体（TSAb）を測定する. 両者が陰性でもバセドウ病の可能性がある場合には ^{123}I（^{99m}Tc）甲状腺摂取率と甲状腺シンチグラフィにての鑑別診断が必要となる.

　一般血液検査では, コレステロール低値, アルカリフォスファターゼ高値を示すことが多い. その他, AST/ALT 軽度上昇, 食後血糖高値, Cr 低下を認める場合がある. これらの異常は甲状腺ホルモンの正常化に伴い改善する.

〈画像検査〉悪性腫瘍合併の有無のために甲状腺エコー検査は欠かせない. また, 甲状腺容積を求めるのにもエコー検査は有用である.

甲状腺機能亢進症（バセドウ病を中心に）

• 表1　バセドウ病の診断ガイドライン

a) 臨床所見

1. 頻脈, 体重減少, 手指振戦, 発汗増加等の甲状腺中毒症所見
2. びまん性甲状腺腫大
3. 眼球突出または特有の眼症状

b) 検査所見

1. 遊離T4, 遊離T3のいずれか一方または両方高値
2. TSH低値（0.1μU/mL以下）
3. 抗TSH受容体抗体（TRAb, TBII）陽性, または刺激抗体（TSAb）陽性
4. 放射性ヨード（またはテクネシウム）甲状腺摂取率高値, シンチグラフィでびまん性

1) バセドウ病
　　a) の1つ以上に加えて, b) の4つを有するもの
2) 確からしいバセドウ病
　　a) の1つ以上に加えて, b) の1, 2, 3を有するもの
3) バセドウ病の疑い
　　a) の1つ以上に加えて, b) の1と2を有し, 遊離T4, 遊離T3高値が3か月以上続くもの

【付記】
1. コレステロール低値, アルカリフォスターゼ高値を示すことが多い.
2. 遊離T4正常で遊離T3のみが高値の場合が稀にある.
3. 眼症状がありTRAbまたはTSAb陽性であるが, 遊離T4およびTSHが正常の例はeuthyroid Graves' diseaseまたはeuthyroid ophthalmopathyといわれる.
4. 高齢者の場合, 臨床症状が乏しく, 甲状腺腫が明らかでないことが多いので注意をする.
5. 小児では学力低下, 身長促進, 落ち着きの無さ等を認める.
6. 遊離T3（pg/mL）/遊離T4（ng/dL）比は無痛性甲状腺炎の除外に参考となる.
7. 甲状腺血流測定・尿中ヨウ素の測定が無痛性甲状腺炎との鑑別に有用である.
（日本甲状腺学会. 甲状腺疾患診断ガイドライン2013）[3]

　バセドウ病のエコーの特徴は, 甲状腺のびまん性腫大およびドップラーにて血流の増加である. 後者は無痛性甲状腺との鑑別にも有用である.
　甲状腺機能亢進がある場合には, 心不全の有無に関し胸部X線, 心電図検査を忘れてはならない.

c. 診断のポイント

　表1に日本甲状腺学会によるバセドウ病の診断ガイドラインを示す. 診断においては諸症状よりバセドウ病を疑い, 触診にて甲状腺腫を確認すること, 甲状腺ホルモンおよびTRAbを測定することが重要である. TRAbが陽性であれば診断は容易であるが, 甲状腺中毒症がありTRAbあるいはTSAbが陰性の時には診断フローチャートのように[123]I（[99m]Tc）甲状腺摂取率と甲状腺シンチグラフィが必要となる. ただしこれらの検査は実施できる施設が限られており, 時間もかかる. そのため病歴や家族歴, 症状の経過そしてエコー検査（特に血流増加）よりバセドウ病として治療を

• 表2

	薬物療法（抗甲状腺薬）	放射性ヨード内用療法	手術療法
長所	ほとんどの症例に適用 通院治療可 診断直後より治療可	ほとんどの症例に適用 通院回数が少ない 治療効果は比較的早い	早期の治療効果 再発が少ない
短所	治療期間が長い 副作用例には不可 再発が多い	一度で効果のない場合がある 眼症が悪化することもある 入院が必要なこともある	入院が必要 傷跡が残る
治療後	寛解率　30〜40%	機能低下	機能低下

開始する場合もあるが，この判断は専門家に任せるべきである．

治療

バセドウ病の治療には，抗甲状腺薬などによる薬物療法，放射性ヨード内用療法[1] および手術療法がある．それぞれの適応，効果については表2を参照されたい．治療を始めるにあたっては，3つの治療法のメリット・デメリットそしてわが国の治療の状況などを十分説明のうえ患者の納得のうえで決定することが重要である．わが国の現状では，ほとんどの症例で最初に薬物療法が行われる．放射性ヨード内用療法および手術療法を選択した場合には専門医への紹介が必要である．また薬物療法を選択した場合にも専門医へ紹介するか，あるいは専門医の指導の下で治療をすることが望ましい．

内服開始前には抗甲状腺薬の副作用（白血球減少・無顆粒球症，肝障害，蕁麻疹など）につき十分説明することが重要である．

抗甲状腺薬にはチアマゾール（MMI，メルカゾール）とプロピルチオウラシル（PTU，チウラジール・プロパジール）の2つがある．MMIには催奇性があり，妊娠を計画している場合あるいは妊娠初期にはPTUを使用するが，それ以外はより効果が強いMMIが第一選択となる．

MMIを多量に服用した場合には母乳中に移行することが知られている．授乳を希望する患者で20〜30mg/日以上のMMIが必要な場合はPTUに変更する．

薬物療法の実際

a. 初期量

従来MMI 30mg/日で開始するのが一般的な方法であったが，15mg/日で開始した方が副作用が少なく，FT4の下降時間に関しては大きな差がないことが明らかになってからは15mg/日で開始されることが多い．さらにMMI 15mg/日に無機ヨウ素38mg/日（KI，ヨウ化カリウム丸1錠）を加えることによりFT4の下降時間がさらに短縮され，

MMI 30mg/日よりも早い場合があることが明らかとなり，MMI 15mg/日＋KI 丸 1 錠 /日で治療を開始することもある[2)]．MMI で副作用が出た場合には PTU に変更するが，PTU による副作用との鑑別のため MMI の副作用が改善してからの服用が望ましい．この間は無機ヨウ素により症状のコントロールを図る．PTU 量はその効果からは MMI 15mg に対し 300mg 程度であるが，副作用の出現頻度が高いことを考慮し 150mg/日で開始することも多い．

b. 減量療法および内服中止時期

FT3 および FT4 が正常化したら KI を中止する．FT4 が正常値維持および TSH の改善傾向が確認できれば MMI の減量を始める．FT4 および TSH の正常範囲内維持を目安に MMI を 5～10mg ずつ減量する．ホルモンの正常化に伴い TRAb も減少することが多いが，抗体の減少が認められないことがある．この場合は寛解を得るために特殊な治療が必要となることもあり，専門医へ紹介する．

MMI 5mg/隔日の内服で TSH が正常範囲および TRAb 正常範囲低値が半年以上維持できれば寛解と考えられるので，内服を中止する．TRAb が陽性低値でも少量の MMI でコントロール良好が 6 か月以上持続する場合には一度中止を考慮することもある．

内服中止の目安は前記の通りだが，残念ながら確実な中止基準はまだ確立していない．判断に迷った場合には専門医への相談が必要である．

また，2～3 年加療しても完解に入らない場合には，放射性ヨード内用療法あるいは手術療法を勧める．この場合最近の傾向として，手術では甲状腺全摘，放射線治療では甲状腺機能低下をめざす治療が増えており，いずれの場合も永続的なレボチロキシンナトリウム（lT4，チラーヂン S）内服が必要になることを説明しておくことが重要である．

c. 抗甲状腺薬中止後

バセドウ病は寛解している状態で，治癒しているわけではないことを患者に十分説明することが重要である．その上で，内服中止後 1 年以内は少なくとも 3 か月に 1 回甲状腺ホルモンおよび TRAb の検査を行う．寛解が維持できていればその後は経過観察の間隔を 6 か月に 1 回，1 年に 1 回と徐々に広げていく．

寛解後 10 年以上経って再発する例もあり，生涯にわたり定期的な経過観察が必要であることを十分説明することが重要である．

覚えておくべき
疾患概念

甲状腺ホルモンの産生過剰で起こる甲状腺機能亢進症のほとんどがバセドウ病である．バセドウ病は甲状腺細胞にある TSH 受容体に対する自己抗体により甲状腺ホルモンの産生過剰が引き起こされる自己免疫疾患である．好発年齢は 20〜30 歳代で，男女比は 1：4〜5 である．

甲状腺ホルモン過剰から生じる代謝亢進状態が種々の症状をもたらす．小児や高齢者では症状が乏しい場合があり注意を要する．多くの場合甲状腺のびまん性腫大を認める．眼球突出などの眼症状が有名であるが，その出現頻度は多くて 30％程度である．眼症状が疑われた場合はもちろんであるが，バセドウ病と診断された場合には一度は専門の眼科医による診察を受けることが望ましい．

バセドウ病の診断には TRAb，TSAb などの自己抗体が有用であるが，抗体陰性の患者がいることを忘れてはならない．

バセドウ病の治療には抗甲状腺薬などによる薬物療法，放射性ヨード内用療法および手術療法がある．日本においては薬物療法が第一選択となることが多い．薬物療法により寛解が得られても治癒したわけではないので定期的な経過観察が必要である．

参考文献

1) 日本核医学会分科会，腫瘍・免疫核医学研究会，「甲状腺 RI 治療」委員会，編. バセドウ病の放射性ヨウ素内用療法に関するガイドライン. 改訂第 4 版. 2013.

2) Sato S, Noh JY, Sato S, et al. Comparison of efficacy and adverse effects between methimazole 15mg+inorganic iodine 38 mg/day and methimazole 30mg/day as initial therapy for Graves' disease patients with moderate to severe hyperthyroidism. Thyroid. 2015; 25: 43-50.

3) 日本甲状腺学会. 甲状腺疾患診断ガイドライン 2013. http://www.japanthyroid.jp/doctor/guideline/japanese. html#basedou

〈伴 俊明〉

IV 重要な内分泌疾患

3 原発性アルドステロン症

緊急度 ☆☆★ **頻度** ★★★

POINT

① 原発性アルドステロン症（PA）は，高血圧の約5%の原因となる．
② 本態性高血圧と比較し脳卒中，心血管病，腎障害などの臓器障害を合併しやすい．
③ PAの約半数は外科治療で治癒が期待できる．
④ 疾患特異的な症状に乏しくアルドステロンとレニンの同時測定によりスクリーニングを行う．
⑤ 手術適応は副腎静脈採血で判定する．

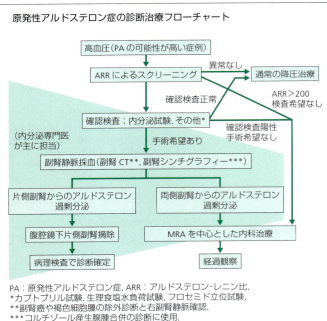

PA：原発性アルドステロン症，ARR：アルドステロン-レニン比，
*カプトプリル試験，生理食塩水負荷試験，フロセミド立位試験，
**副腎癌や褐色細胞腫の除外診断と右副腎静脈確認，
***コルチゾール産生腺腫合併の診断に使用，
MRA：ミネラルコルチコイド受容体拮抗薬

（原発性アルドステロン症の診断治療ガイドライン—2009—．日本内分泌学会雑誌．2010; 86: 1-19[1]より改変）

症例	50代，男性

主訴 高血圧

現病歴 10年前高血圧の診断を受けARBとCCBで治療を受けていた．
転居に伴い受診したクリニックの血液検査で低レニン性高アルドステロン血症を指摘され，紹介受診となった．

既往歴 尿管結石で破砕術

家族歴 父：高血圧

身長172cm，体重68kg，ARBとCCB服用下で血圧142/84mmHg，脈拍66/分 整．胸骨左縁第6肋間にLevine IIの収縮期雑音を聴取する以外，異常所見なし．
Cr 1.1mg/dL，eGFR 56mL/min/1.73m^2（CKD 3a期），血清カリウム 3.8mEq/L，アルドステロン 180pg/mL（120以下正常），レニン活性 0.4ng/mL/h（1.0以上正常），外来で行ったカプトプリル負荷試験90分後のアルドステロン-レニン活性比=162/ 0.6=270（200以下正常），造影1mmスライス幅CTで右副腎に長径1.0cmの結節が疑われた．
入院精密検査を行い，頭部MRIでラクナ梗塞，心臓超音波検査で左室肥大の合併が確認され，副腎静脈採血で右副腎からのアルドステロン過剰分泌が診断された．腹腔鏡下右副腎摘除術を行い術後3か月で降圧剤投与なく血圧132/74mmHg，血清カリウム 4.0mEq/L，Cr 1.3mg/dL，夜間頻尿による覚醒がなくなり熟睡できるようになり，数年前から自覚していた頭重感も消失した．

主要徴候　高血圧と低レニン性高アルドステロン血症が主要徴候である[1]．低カリウム血症，若年性高血圧，治療抵抗性高血圧，睡眠時無呼吸症候群を示す症例はPAの可能性が高い[2]．

臓器障害　診断時にすでに脳血管障害，心血管病，腎障害を合併していることが多い[2]．

検査所見　レニンの抑制とアルドステロン過剰分泌を確認し，手術治療を希望する例では，副腎静脈採血を行い手術適応の有無と手術側副腎を決定する[1,2]．

専門医への紹介　低レニン性高アルドステロン血症が疑われ手術治療を希望する症例は，副腎静脈採血を実施可能な内分泌専門施設へ紹介する．
手術希望のない症例はミネラルコルチコイド受容体拮抗

原発性アルドステロン症

薬（MRA）を中心とした内科治療を開始する[1,2].

内分泌専門施設での診断と治療

副腎静脈採血を行い手術適応の判定を行う[1,2].
片側副腎からのアルドステロン過剰分泌が診断された症例では腹腔鏡下片側副腎手術の適応となる.
両側副腎からのアルドステロン過剰産生が確認された場合は MRA 治療を行う.

予後

長期間診断されなかった症例で臓器障害合併が多い.
手術例では，非肥満，女性，短い罹病期間，腫瘍細胞の KCNJ5 遺伝子変異陽性例で術後の高血圧治癒率が高い.

問診・診察のポイント

発症後 5〜10 年以内は，高血圧以外の症状はない.
脱力，テタニー，治療抵抗性高血圧などの従来本症に特徴的とされた症状は発症後長期間経過した症例で認められることがある.
夜間頻尿や睡眠不足，頭重感，焦燥感などの症状の頻度は高いが，治療によりその症状が解消した後で初めて気付かれる場合が多い.

検査のポイント

a. PA の診断
低レニン性高アルドステロン血症を，スクリーニング検査，内分泌検査で確認する.

b. 手術適応の診断
手術治療希望例で副腎静脈採血を行い手術適応と手術側副腎を診断する.

c. 副腎画像検査
① CT で発見される最も頻度の高い腫瘍性副腎病変は非機能性腫瘍であり，手術適応は CT のみで判定しない.
② PA が疑われる症例では静脈相早期での造影 CT を行い，1mm 幅 3 方向で画像を再構成し，副腎結節の有無と右副腎静脈走行の確認を行う.
③ アドステロール副腎シンチグラフィーはコルチゾール産生腺腫の診断に有用であるが，アルドステロン過剰分泌副腎の診断は困難である.

まとめ
PA は発症早期から臓器障害を合併しやすいが，早期診断早期治療で予後が改善する. このため高血圧では，早期にアルドステロンとレニンの同時測定を行うことが重要である.

参考文献 1) 日本内分泌学会臨床重要課題—原発性アルドステロン症の診断治療ガイドライン— 2009 —. 日本内分泌学会雑誌. 2010; 86(Suppl): 1-19.

2) Funder JW, Carey RM, Mantero F, et al. The Management of Primary Aldosteronism: Case Detection, Diagnosis, and Treatment: An Endocrine Society Clinical Practice Guideline. J Clin Endocrinol Metab. 2016; 101 (5): 1889-916.

〈大村昌夫〉

Ⅳ 重要な内分泌疾患

4 クッシング症候群

緊急度 ☆☆★　頻度 ☆★★

① 診察所見より疑うことのできる二次性高血圧の代表的疾患である.
② 高血圧症, 糖尿病, 低カリウム血症, 脂質異常症などをきっかけに診断に至ることもある.
③ 病態により, ACTH 依存性（多くは ACTH 産生下垂体腺腫；クッシング病）と, 副腎腫瘍による ACTH 非依存性に大別される.
④ 外来スクリーニングとしてデキサメサゾン抑制試験が有用である.
⑤ 副腎偶発腫ではサブクリニカルクッシング症候群の可能性を検討する.

診断フローチャート

```
                    クッシング症候群を疑う
                            │
                  早朝血中 ACTH, コルチゾール測定
                            │
   ACTH 非依存性 ─── 血中コルチゾール高値 ─── ACTH 依存性
         │                                      │
   ACTH<10pg/mL                          ACTH≧10pg/mL
         │                                      │
  一晩デキサメサゾン 1mg 抑制試験         一晩デキサメサゾン 0.5mg 抑制試験
  コルチゾール≧5μg/dL                   コルチゾール≧5μg/dL
         │                                      │
  一晩デキサメサゾン 8mg 抑制試験         一晩デキサメサゾン 8mg 抑制試験
  コルチゾール≧5μg/dL                         │
         │                              ─────┴─────
  CRH 負荷試験：ACTH 反応 ⊖             ⊖           ⊕
         │                              CRH 負荷試験
  副腎の画像検査：CT, MRI, シンチグラム     │
         │                        ⊖           ⊕
    副腎腺腫, 癌            異所性 ACTH 症候群   クッシング病
    結節性過形成                    │             │
                          CT などで全身検索     下垂体 MRI
```

症例

40 代, 女性
主訴 下肢筋力低下
病歴 半年前頃より下肢に力が入りにくく, 階段の上りやトイレで立ち上がるのが大変になっていた. 今回人間ドックを受けたところ, 高血圧・糖尿病・脂質異常症を指摘さ

れ当科を受診した．既往歴に特記すべきことなし．

現症 身長 155cm，体重 50.9kg，BMI 21.1，血圧 152/108mmHg，脈拍 69/分．皮膚菲薄化なし，顔はやや moon face 様，buffalo hump なし，胸部・腹部異常なし．皮膚線条は腹部には認めず，左上腕にあり．下肢近位筋に筋力低下あり．

検査所見 一般検査所見：白血球 6800/μL（Seg 87%，Lym 6%，Eo 0%，Mo 6%），Na 143mEq/L，K 3.1mEq/L，LDL-C 214mg/dL，HDL-C 66mg/dL，TG 137mg/dL，CK 62U/L，FPG 138mg/dL，HbA1c 6.6%

内分泌検査所見（朝 8 時採血）：ACTH＜2.0pg/mL，コルチゾール 28.8μg/dL，DHEA-S 8μg/dL，レニン活性 1.6ng/mL/hr，アルドステロン 78.3 pg/mL．尿中コルチゾール 970μg/日．

夜間 0 時採血：ACTH＜2.0pg/mL，コルチゾール 38.4μg/dL

内分泌負荷試験：デキサメサゾン 1mg および 8mg 負荷とも抑制を認めなかった．また CRH 負荷試験において ACTH の抑制を認めた．

・表1 デキサメサゾン抑制試験

	1mg	8mg
ACTH（pg/mL）	＜2.0	＜2.0
コルチゾール（μg/dL）	31.5	30.8

・表2 CRH 負荷試験

	負荷前	30分	60分	90分	120分
ACTH（pg/mL）	＜2.0	＜2.0	2.4	＜2.0	2.3
コルチゾール（μg/dL）	38.2	39.2	39.2	37.9	39.1

画像検査 腹部 CT にて左副腎に 3.1cm 大のやや low な腫瘤を認めた（図 1）．^{131}I アドステロールシンチグラムにて左副腎部に強い集積あり，右副腎部への集積を認めず（図2）．

臨床経過 左副腎腺腫によるクッシング症候群と診断した．術前にメチラポン（メトピロン）の投与を行いコルチゾール分泌のコントロールを図り，またインスリンにて血糖コントロールを図ったうえで，腹腔鏡下副腎腫瘍摘除術を施行した．

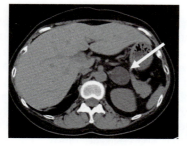

・図1 腹部CT所見

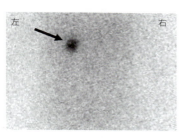

・図2 ^{131}Iアドステロールシンチグラム所見

主要症候

中心性肥満,満月様顔貌(moon face),野牛型(buffalo hump:肩甲骨上部の脂肪沈着),皮膚の菲薄化,近位筋の筋力低下,易出血性,赤色皮膚線条,浮腫,ざ瘡(にきび),月経異常など.高血圧,糖尿病,脂質異常症を合併することも多く,これらがきっかけで見つかることもある.

症例

a. 問診

症状は非特異的なものも多いが,中心性肥満,赤色皮膚線条,筋力低下などの症状は特異度が高い.コントロール不良な糖尿病,急に発症した高血圧などから見つかることもある.

b. 診察

二次性高血圧をきたす内分泌疾患の中では,外観・診察所見より疑うことのできる代表的疾患である.皮膚の菲薄化は皮膚を拇指・中指の2本の指でつまんで確認する.典型例では絹のこすれ合うような感触がある.中心性肥満は,顔,体幹部は肥満だが四肢は細く,高度の肥満は稀であり,一般の肥満者のイメージとは異なる.皮膚線条は下腹部に認めることが多いが,妊娠線などとは異なり,赤紫色で幅が広く(しばしば1cm以上),下腹部以外の側腹部・大腿・臀部,ときに上肢に認めることもある.

c. 検査

【一般検査】

血算，生化学，血糖など一般検査に加え，ACTH，コルチゾールを採血する．一般検査では，好中球増加，好酸球およびリンパ球減少，低カリウム血症，脂質異常症（LDL-C増加），高血糖などを認めることが多い．

【内分泌検査】

外来でできる検査として，早朝の血中コルチゾールを測定する．

この時，同時に血中 ACTH，DHEA-S も測定すると，後に述べる病型分類に有用である．尿中遊離コルチゾール測定や，夜間の血中コルチゾール測定も有用な検査であるが，入院しないと検査しにくいという制約がある．

●尿中遊離コルチゾール

蓄尿して測定する．正常上限の4倍以上ならクッシング症候群の疑い濃厚である．水分摂取過剰により尿量が5L以上になると高値を，逆に腎機能低下例では低値となることがあるので，Ccr も同時に測定し，複数回測定することが望ましい．

●夜間血中コルチゾール測定

正常のコルチゾール分泌は朝方に多く，夜間にかけて減少する日内変動があるが，クッシング症候群ではこの日内変動が消失する．夜間（23〜0 時頃）の血中コルチゾール $\geq 5\mu g/dL$ を有意水準と判断する．

●血中 ACTH 濃度

病型判断に有用である．ACTH<10pg/mL では ACTH 非依存性（副腎腫瘍によるもの：狭義のクッシング症候群），ACTH≧10pg/mL では ACTH 依存性（多くは下垂体腺腫によるもの：クッシング病，ときに異所性 ACTH 症候群）と判断する．

●血中 DHEA-S 濃度

DHEA-S は ACTH 依存性の副腎アンドロゲンであり，そのため副腎腺腫によるクッシング症候群では低値，下垂体腺腫によるクッシング病や異所性 ACTH 症候群では高値となる．副腎癌では腫瘍自体のアンドロゲン産生のため DHEA-S が高値となることが多い．

●低用量デキサメサゾン抑制試験

ACTH 依存性を疑う場合はデキサメサゾン 0.5mg を，ACTH 非依存性疑いでは 1mg を 23〜0 時頃に内服し，翌朝 8〜9 時の血中コルチゾールを測定する．コルチゾール $\geq 5\mu g/dL$ をコルチゾール過剰分泌と判定する．ACTH 依

存性を疑う場合に 1mg ではなく 0.5mg 投与とするのは，クッシング病ではデキサメサゾン 1mg で抑制されてしまう（偽陰性）ことがあるためである．

●高用量デキサメサゾン抑制試験

デキサメサゾン 8mg を 23～0 時に内服し，翌朝血中コルチゾールを測定する．ACTH 非依存性ではコルチゾール ≧5μg/dL を有意（抑制なし）と判定する．ACTH 依存性ではコルチゾールが前値の半分以下で抑制ありと判定する．クッシング病では抑制され，異所性 ACTH 症候群では抑制されないことが多い．

●CRH 負荷試験

CRH 100μg 静注後の ACTH の反応性を判断する．CRH 静注後，90～120 分で ACTH が前値の 1.5 倍以上の上昇で反応ありと判定する．ACTH 非依存性では ACTH 抑制のため有意反応が見られない．ACTH 依存性のうち，下垂体腺腫（クッシング病）では有意反応が見られ，異所性クッシング症候群では有意反応が見られないことが多いが，必ずしもこの原則が当てはまらないこともある．

【画像検査】

●副腎 CT

ACTH 非依存性では副腎 CT にて腫瘍像を確認する．副腎腺腫は低濃度をとることが多く，造影 CT では wash out が早いという特徴がある．片側性腫瘍で，径 3cm 以下と比較的小さく，均一・円形・辺縁整・境界明瞭な腫瘍は腺腫の可能性が高い．4cm 以上と大きく，辺縁不整・不均一・石灰化や周囲臓器への浸潤を認めるものは副腎癌の可能性が高くなる．

●副腎シンチグラム

副腎皮質への [131]I アドステロールの取り込みを観察する．副腎腺腫によるクッシング症候群の場合，腫瘍側の強い集積と，対側の抑制（しばしば取り込み欠如）が見られる．副腎癌では腫瘍への集積が欠如することがある．

●下垂体 MRI

ACTH 依存性の場合，下垂体腺腫を検索するのに造影下垂体 MRI が極めて有用である．6mm 以上の腫瘍を認める場合に陽性と判定する．しかし一部のクッシング病では腫瘍像を確認できないこともある．この場合，異所性 ACTH 症候群との鑑別が問題となる．

【その他の検査】

●選択的静脈洞サンプリング

内分泌的にクッシング病が疑われるが，MRI で下垂体腫

瘍が確認できない際に施行される．下錐体静脈洞ないし海綿静脈洞でサンプリングを行い，ACTH 値が末梢静脈の 2 倍以上で，あるいは CRH 負荷では 3 倍以上でクッシング病と判定する．

●異所性 ACTH 症候群を疑う場合

CT, MRI, FGF-PET などの画像検査により，ACTH 産生腫瘍を検索する．肺癌・胸腺腫によるものが多いのでこれらを中心に検索する．全身の静脈サンプリングにより ACTH 分泌源を検索することも行われることがあるが有用性は高くない．欧米ではソマトスタチン受容体シンチグラムによる検索も行われるが本邦では未承認である．気管支カルチノイド，膵ラ氏島癌など腫瘍が微小な場合，局在診断が困難であり，クッシング病との鑑別に難渋する．

治療

a. 副腎腫瘍

副腎腺腫によるクッシング症候群では，腫瘍摘出手術を行うことにより治癒可能であり手術が原則である．近年は開腹手術よりも，より侵襲の少ない腹腔鏡下副腎摘出が行われることが多い．術前のステロイド分泌制御のため，ステロイド合成阻害薬である，メチラポン，ミトタン（オペプリム）などが用いられることもある．副腎腫瘍によるクッシング症候群では，対側（健常側）の副腎は萎縮しており，術後は副腎不全状態となるため，副腎ステロイドの補充を要する．術後 2 年程度のステロイド補充が必要になることも多い．

副腎癌が疑われるときは開腹手術が原則である．術後の補助療法として，あるいは手術不能例や再発例の症状軽減例に対して，ミトタンを投与する．

b. 下垂体腺腫

下垂体腺腫によるクッシング症候群（クッシング病）では，経蝶形骨洞下垂体腺腫摘術（Hardy の手術）が第一選択である．下垂体手術 1 か月後の血中コルチゾール濃度が 1 μg/dL 以下ならば治癒の可能性が高い．術後の副腎不全は副腎腫瘍によるものよりも回復が早く，6～12 か月で回復することが多い．下垂体手術で治癒に至らなかった場合には，放射線治療（ガンマナイフなど），ステロイド合成阻害薬（メチラポン，ミトタン）投与が検討される．

c. 異所性 ACTH 症候群

原発巣は肺小細胞癌，カルチノイド，甲状腺髄様癌，胸腺腫などが多く，原発巣に対する外科的切除が第一選択である．多くは悪性腫瘍であるため，手術不可能であったり，

すべてを摘出するのが難しいことも多い．その場合はステロイド合成阻害薬により高コルチゾール血症のコントロールをはかっていくことになるが，両側副腎摘出が検討されることもある．

覚えておくべき疾患概念

クッシング症候群は慢性的なコルチゾール過剰分泌により，上記のような症状や，高血圧・糖尿病・脂質異常症・骨粗鬆症などの様々な合併症をきたす疾患である．二次性高血圧をきたす内分泌疾患の中では，外観・診察所見より疑うことのできる代表的疾患である．また，手術により治癒の期待できる代表的な内分泌疾患である．

下垂体腫瘍ないし異所性腫瘍からの ACTH 過剰分泌によるものと，副腎の腫瘍性病変からのコルチゾール過剰分泌によるものとに大きく分けられ，前者を ACTH 依存性，後者を ACTH 非依存性クッシング症候群と呼ぶ．ACTH 依存性クッシング症候群のうち，下垂体腺腫によるものはクッシング病と呼ばれる．

ACTH 非依存性の場合，副腎の腫瘍は CT などの画像検査で比較的容易にとらえられることが多い．一方，ACTH 依存性の場合，下垂体腺腫が小さく MRI などの画像学的検索でとらえにくいこともあり，この場合は下垂体腺腫（クッシング病）と異所性 ACTH 症候群の鑑別に苦慮することになる．

ここでサブクリニカルクッシング症候群について触れておく．サブクリニカルクッシング症候群とは，副腎腫瘍がありコルチゾールの自律的分泌を認めるが，上記のようなクッシング症候群に特徴的な身体的特徴を認めないものを指す病態である．近年，人間ドックなどで偶然副腎腫瘍が見つかる機会がふえてきた（副腎偶発腫瘍）が，副腎偶発腫として発見されるホルモン分泌異常の中で最も多いとされている．デキサメサゾン 1mg 抑制試験でコルチゾール 3μg/dL 以上（米国の基準は 1.8μg/dL 以上）の場合に本症を疑い，さらにデキサメサゾン 8mg 抑制試験でコルチゾール 1μg/dL 以上の場合に本疾患を考える．手術適応は議論の分かれるところであるが，腫瘍が 4〜5cm 以上と大きい場合，高血圧・脂質異常・耐糖能障害など高コルチゾール血症が関与すると考えられる合併症を認める場合は手術を検討することが多い．

参考文献

1) 平田結喜緒, 他編. クッシング症候群診療マニュアル. 改訂第2版, 診断と治療社; 2015. p.1-284.

2) 柴田洋孝. Cushing症候群. In: 成瀬光栄, 他編. 内分泌代謝専門医ガイドブック 改訂第3版. 診断と治療社; 2012. p.214-20.

3) 立木美香, 他. Cushing症候群. In: 別冊 日本臨牀 内分泌症候群（第2版）. 日本臨牀社; 2006. p.593-6.

〈森尾比呂志〉

IV 重要な内分泌疾患

5 副腎皮質機能低下症（アジソン病）

緊急度☆★★　頻度☆★★

① 症状は非特異的なことが多いので，疑うことが診断の第一歩．
② 他の内分泌腺の機能異常を併発する疾患があることを忘れないこと．
③ 管理が不適切だと致命的になり得る．
④ ホルモンの補充療法では適量になるよう調節する．
⑤ シックデイ，ストレス時の対処の指導はクライシス予防に重要．

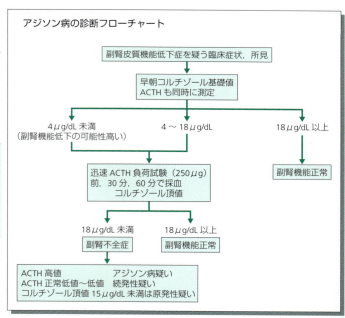

アジソン病の診断フローチャート

症例

60代，男性
3か月前から発熱が続き受診．精査の結果，肺結核の診断となり，入院加療開始．

初診時検査データ

BMI 19.5kg/m², 血圧 86/45mmHg, 脈拍 78/分
TP 7.0g/dL, Alb 3.0g/dL, LDL-C 80mg/dL, UN 19.6mg/dL, Cr 1.10mg/dL, Na 123mEq/L, K 5.5mEq/L,

右副腎　　　　　　　　　　　左副腎

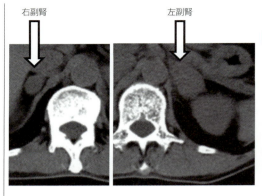

・図1

Cl 94mEq/L, CRP 13.2mg/dL, PG（随時）105mg/dL, WBC 7400/mm³（好中球62.0%, リンパ球25.3%, 好酸球3.7%）, RBC 382万/mm³, Hb 10.8g/dL, Hct 30.9%, 血小板34.2万/mm³

入院時，口腔粘膜に色素沈着（+），腹部CT（図1）にて両側副腎腫大を認めたため，副腎皮質ホルモンを測定した．コルチゾール3.26μg/dL，ACTH 443pg/mL（リファンピシン含む抗結核剤開始後1週間目の起床時採血）

以上，副腎結核によるアジソン病と診断．

リファンピシン開始後間もない時期で，副腎機能低下がさらに悪化する危険もあると判断，また，コルチゾール濃度も十分低値であったため，ACTH負荷試験をせずにヒドロコルチゾン（コートリル）補充を開始した．感染症によるストレス下であること，リファンピシン（リファジン）内服中であることより，常用量より多い30mg/日で開始した．コートリル開始後も血圧低値が続いたためフルドロコルチゾン酢酸エステル（フロリネフ）0.1mg/日も開始した．

疾患概念

副腎皮質機能低下症には原発性と続発性がある．続発性の原因として脳下垂体機能低下あるいはステロイド使用後の医原性があげられるのに対し，副腎に原因があるのが原発性であり，アジソン病と呼ばれる．表1にアジソン病の原因を示す．アジソン病では，コルチゾール，アルドステロンの脱落症状をきたす可能性がある．また，女性の場合アンドロゲンは主に副腎におけるアンドロゲンの前駆体すなわち，DHEAとandrostenedioneに由来するため，ア

• 表1 アジソン病（原発性副腎機能低下症）の原因

先天性	先天性副腎低形成（DAX-1異常症，SP-1異常症） ACTH不応症（MC2R異常症，MRAP異常症，トリプルA症候群） 先天性副腎過形成（21-水酸化酵素欠損症など） 副腎白質ジストロフィー
自己免疫性副腎炎 （49%）	孤発例 自己免疫性内分泌腺症候群Ⅰ型（APS-1）：アジソン病，特発性副甲状腺機能低下症，皮膚カンジダ症 自己免疫性内分泌腺症候群Ⅱ型（APS-2）：アジソン病，自己免疫性甲状腺疾患，1型糖尿病
感染症（27%）	結核，真菌症，AIDS
腫瘍	転移性副腎腫瘍，悪性リンパ腫
浸潤性疾患	アミロイドーシス，ヘモクロマトーシス，サルコイドーシス
薬剤性	メチラポン，ミトタンなど
他	副腎出血，副腎梗塞，副腎壊死

注：（　%）は文献1による頻度

ンドロゲン脱落症状も出現し得る.

アジソン病は管理が不適切だと致命的になり得る疾患である. 補充療法では補充量が適量になるように調節することが大切である. また, 診断後も, 患者指導をしっかりしないとクライシスが起こり得る.

症状　　主な症状を表2に示す. 症状が非特異的であることが多いため, まず疑うことが重要であり, 見落とさないようにしたい.

• 表2　アジソン病の症状, 検査所見

(1) 副腎皮質ホルモン欠乏症状

全身倦怠感, 脱力感, 活力低下
体重減少, 食欲不振
消化器症状（悪心, 嘔吐, 便秘, 下痢, 腹痛など）
血圧低下
精神症状（無気力, 嗜眠, 不安, 性格変化）
発熱
関節痛

(2) 女性の場合: 副腎性のandrogen欠乏症状

腋毛, 恥毛欠乏

(3) ACTH, pro-opiomelanocortin peptides増加による症状

皮膚, 粘膜色素沈着

(4) 検査所見

低血糖, 低Na血症, 高K血症, リンパ球増加, 好酸球増加, 正球性貧血

診断

　p.120 に診断のフローチャートを示す．ACTH，コルチゾールには日内変動があるため，採血時間に気をつける必要がある．そして，診断は，ACTH 単独ではできず，コルチゾール低値の確認が必要である．また，24 時間蓄尿中のコルチゾール測定は，過剰分泌を示す疾患の診断には有効だが，機能低下の診断に際しては健常者との鑑別が困難であり，有用とは言えない．軽症アジソン病の診断には低用量 ACTH 負荷試験が有用である．例えば，副腎以外の内分泌臓器の疾患の原因が自己免疫性多発性内分泌腺症（polyglandular autoimmune syndrome: APS）であった場合の副腎精査では必要になることがある．アジソン病の症例で，CT で両側副腎腫大を認める場合は，感染，浸潤性疾患，両側転移性腫瘍などが疑われる．

治療・管理

a. 通常の管理

　治療においては，生理的コルチゾールの分泌量と日内変動に近い補充療法を目指す．補充には，生理的な糖質コルチコイドであるヒドロコルチゾンが推奨される．1 日のコルチゾール分泌量に相当する 10〜20mg/日を，2〜3 回に分割して以下のように投与する．

　　2 分割の場合　10mg/日の場合　朝 7.5mg，夕 2.5mg
　　　　　　　　　15mg/日の場合　朝 10mg，夕 5mg
　　　　　　　　　20mg/日の場合　朝 15mg，夕 5mg

　　3 分割の場合　朝：昼：夕を 3：2：1 にする

　ヒドロコルチゾンの投与量は，臨床症状，所見で調節する．投与量が不十分であると，易疲労感，虚弱，体重減少，吐き気などの症状を呈する．過剰であると，体重増加，不眠，浮腫といった症状が出て，さらに糖，脂質，骨代謝異常，死亡率上昇といった副作用につながる．ヒドロコルチゾンの投与量の調節で ACTH 濃度を参考にすることは勧められない．投与量が適量でもしばしば ACTH は高値になり，ACTH を指標にして投与量を調節すると，過量投与になりやすいことが知られている．また，24 時間蓄尿中のコルチゾール定量も処方量調節での有用性は疑問視されている．

　ヒドロコルチゾン補充だけで塩類喪失症状（低血圧，低 Na など）が改善しない場合，フルドロコルチゾン酢酸エステル 0.05〜0.2mg 分 1 朝を併用する．投与量は，血圧，浮腫，血清 Na，K，尿中 Na 排泄量を参考に調節する．また，血漿レニン活性も参考になり，基準値の上限近くが補充量適量の判断として有効である．

副腎皮質機能低下症（アジソン病）

表3　成人患者におけるストレス時の補充量調節

(1)	家庭で体調を崩した時，発熱時	38℃以上：通常量の2倍内服 39℃以上：通常量の3倍内服 電解質を含む液を飲む 状態が改善しない場合は早めに受診
(2)	消化器疾患などで内服困難な時	ヒドロコルチゾン 100mg静注
(3)	長時間のスポーツ	開始の1〜2時間前に5〜10mgのヒドロコルチゾンを追加内服
(4)	手術	周術期のステロイド投与量は侵襲度と術後の患者の状況を勘案して決める 小手術（局麻下の手術）：通常量の2〜3倍，または30〜50mg/日 中手術：50〜75mg/日 大手術：開始時からヒドロコルチゾン150mgを24時間で持続点滴，翌日は100mg静注，その後は減量[1] 開始時ヒドロコルチゾン100mg 静注，その後200mgを24時間で持続点滴[2]

（文献1,2を参考に作成）

b. ストレス下の管理

身体的ストレス時（感染症，発熱，抜歯，強めの運動など）は，その程度，持続時間によって補充量を調節する必要がある．調節の目安を表3に示す[1, 2]．

c. コルチゾール代謝に影響する薬

薬物代謝酵素（CYP3A1 など）活性に影響する薬を併用する場合，ヒドロコルチゾンの代謝が亢進されるので，内服量を通常量の2〜3倍に増やす必要がある．相互作用がある薬剤としては，リファンピシン，フェニトイン，フェノバルビタール，カルバマゼピン，バルプロ酸，プリミドン，エトスクシミド，ピオグリタゾンなどがあげられる．

APS II型などで甲状腺機能低下症を合併する症例で甲状腺ホルモンの補充療法を開始する場合は，甲状腺機能改善に伴い低下していたヒドロコルチゾン代謝が正常化するので投与量の調節が必要になる．

d. 患者指導

アジソン病患者のクライシスの頻度は，年間6.6人/100人と少なくない．その誘因としては，胃腸疾患（32.6%），消化管以外の感染（24.3%）との報告がある[3]．このように大きなトラブルを防ぐためには，シックデイ，ストレスがかかる時の対処法，特に補充量の調節に関する患者指導が大切である．

一般的に必要な指導内容は以下のとおりである．

●自己判断でホルモン剤の内服を中止しない

●身体的ストレス時の内服量の調節方法
●万一に備え患者携帯緊急カードの携帯を勧める．カードには，アジソン病の原因，通院している病院，主治医名，補充療法の内容，倒れている状態で発見された場合の救急搬送依頼，救急外来医師にお願いしたい救急処置内容などを記載したい．

参考文献

1) 日本内分泌学会，日本小児内分泌学会，日本ステロイドホルモン学会，厚労省科学研究費補助金政策研究事業「副腎ホルモン産生異常に関する調査研究」班　合同作成．副腎クリーゼを含む副腎皮質機能低下症の診断と治療に関する指針．日本内分泌誌．2015: 91 Suppl; 1-78.

2) Bornstein SR, Allolio B, Arlt W, et al. Diagnosis and treatment of primary adrenal insufficiency: An Endocrine Society Clinical Practice Guideline. J Clin Endocrinol Metab. 2016; 101: 364-89.

3) Hahner S, Loeffler M, Bleicken B, et al. Epidemiology of adrenal crisis in chronic adrenal insufficiency: the need for new prevention strategies. Eur J Endocrinol. 2010; 162: 597-602.

〈西村元伸〉

Ⅳ 重要な内分泌疾患

6 副腎インシデンタローマ（偶発腫瘍）

緊急度 ☆☆★　頻度 ★★★

① 副腎偶発腫の頻度はCT実施者の3～10％といわれ，加齢とともに増加する．
② 内分泌機能を有する場合，悪性が疑われる場合は手術適応を考える．
③ 画像検査では，大きさ，脂肪含量，造影パターン，片側性か両側性かがポイントである．
④ 症状がなくても機能検査は必要であり，アルドステロン，コルチゾール，カテコラミンの評価をする．
⑤ 手術適応なしと判断した場合，経過観察が必要である．

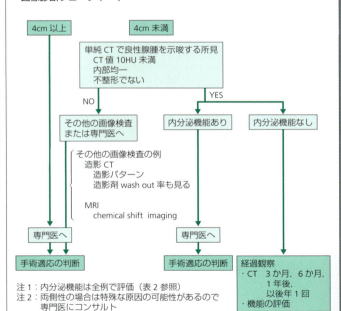

画像診断フローチャート

注1：内分泌機能は全例で評価（表2参照）
注2：両側性の場合は特殊な原因の可能性があるので専門医にコンサルト

症例

80代，女性
持病として高血圧，糖尿病あり．腎障害精査目的で受診．腎臓評価目的で撮影した腹部CTにて左副腎腫瘍を発見．

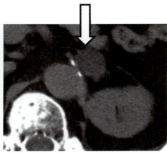

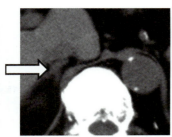

右副腎　正常　　　　　　　左副腎腫瘍
　　　　　　　　　　　　　27mm×21mm
　　　　　　　　　　　　　CT値　−0.9HU

• 図1　症例呈示のCT所見

身長147cm，体重40kg，血圧145/85mmHg，脈拍70/分

血液検査

Cr 1.14mg/dL, UN 24.7mg/dL, Na 136mEq/L, K 4.4mEq/L, Cl 104mEq/L
T-cho 172mg/dL, TG 145mg/dL, HDL-C 57mg/dL, HbA1c 8.0%, FPG 140mg/dL

内分泌検査

血漿レニン活性0.7ng/mL/hr，血漿アルドステロン濃度10.0pg/mL，アルドルテロン・レニン比14.3
血漿アドレナリン21pg/mL（0〜100），血漿ノルアドレナリン240pg/mL（100〜450），血漿ドーパミン19pg/mL（0〜20）
デキサメサゾン1mg抑制試験：
前　ACTH 13.0pg/mL，コルチゾール16.0μg/dL
後　ACTH<2.0pg/mL，コルチゾール2.5μg/dL
以上，内分泌機能異常はないと判断．
腹部CT所見を図1に示す．腫瘍の大きさ，CT値より悪性の可能性は低いと考えられた．以上，非機能性副腎腺腫の可能性が高いと考え，手術はせずに経過観察としている．

疾患概念

健診や，副腎疾患以外の種々の疾患の精査の過程で偶然副腎の腫瘤を発見されたものを，副腎偶発腫と称する．頻度は，時代，担癌患者を含めるかなどで変わるが，CT実施者の3〜10%といわれ，加齢とともに増加する．腫瘍と

- 表1 副腎偶発腫になりえる疾患

副腎皮質由来

副腎皮質癌（1.4%），
ホルモン非産生腺腫（50.8%），コルチゾール産生腺腫（10.5%），アルドステロン産生腺腫（5.1%），
結節性過形成*，先天性副腎過形成*

副腎髄質由来

褐色細胞腫（8.5%）*，神経節神経腫

その他

転移性腫瘍*，悪性リンパ腫*，悪性黒色腫
骨髄脂肪腫，奇形腫，脂肪腫，血管腫
結核*，真菌症*，ウイルス感染症（サイトメガロウイルス）*，梅毒*
サルコイドーシス*，アミロイドーシス*
囊胞，出血，血腫，

（%）は文献1による副腎偶発腫における頻度
*：両側性になりえる疾患

名づけられているが実際には腫瘍以外の原因も含まれる．表1に副腎腫瘤性病変の原因と主な疾患の頻度をまとめる．

診断

診断の最終的な目的は，手術を含めた治療の適応があるか，あるいは経過観察のみでよいかを決めることである．このためには，悪性の可能性，内分泌臓器としての機能の有無の判断が重要である．なお，針生検の適応は，そのリスクと診断能の点で限られているため，悪性の可能性の判断は画像所見が中心となる．まず，問診で高血圧，耐糖能異常，骨病変，悪性疾患の既往などをチェックし，画像検査，内分泌機能検査に進む．

1) 画像検査について

p.126に画像所見による診断のフローチャートを示す．多くのガイドラインでは，大きさのカットオフを4cmとしている．しかし，副腎癌を鑑別する際の感度を優先させる場合，カットオフを3cmとすべきという考えもある．この場合の腫瘍径が3cm未満の場合，99.7%の確率で副腎癌が否定でき，3cm以上の3.9%が副腎癌であると報告されている[1]．

副腎皮質に由来する腺腫の特徴として脂質含量が多いことがあげられる．このため，CT値は低値となり，典型的には単純CTで10HU未満になる．MRIではchemical shift imagingが脂肪成分の評価に有用である．また，骨髄脂肪腫も脂肪含量が多く，CT値が−40HU未満と低値であることが特徴である．良性腺腫のもう一つの特徴は，造影CTにおいて造影剤のwash outが良好なことがある．造影10

分後の wash out 50%以上，または 15 分後の wash out 60%以上が目安である[2, 3]．

副腎は，他臓器からの腫瘍の転移が比較的多い．副腎転移が多い腫瘍としては，肺癌，乳癌，腎癌，大腸癌，食道癌，膵臓癌，肝臓癌，胃癌，悪性リンパ腫，悪性黒色腫などがあげられる[2, 4]．転移が疑われ，原発巣が不明の場合は，18F-FDG-PET（18F-fluoro-2-deoxy-D-glucose-Positron Emission Tomography）も有用である．

偶発腫が両側性の場合，特殊な原因を考える必要がある．両側性の主な原因は表 1 で「＊」をつけて示す．この中には AIMAH（ACTH independent macronodular adrenal hyperplasia）といった，コルチゾール過剰産生を示す疾患もあるが，逆に副腎機能低下症の原因になる疾患もあるため注意を要する．AIMAH は両側副腎の大きな結節を伴う病変であるが，比較的コルチゾール産生能が低く，サブクリニカルクッシングレベルであることが多い．

2）内分泌機能の初期評価

内分泌機能の評価は，仮に画像検査のみで悪性疾患が強く疑われ手術適応の決定ができる場合でも必要である．内分泌機能がある場合は，周術期，術後の管理で留意すべき

• 表 2　内分泌機能評価の初期検査

#1： クッシング症候群，サブクリニカルクッシング症候群

デキサメサゾン1mg抑制試験
デキサメタゾンを23 ～ 24時に経口投与し，翌朝8 ～ 9時に血漿コルチゾールを測定
3μg/dL以上は自律的分泌疑い
（カットオフ値は，感度を優先させるか特異度を優先させるかによるが，1.8 ～ 5.0μg/dLの範囲の値が使用される）

#2： 原発性アルドステロン症

血漿アルドステロン濃度，血漿レニン活性を測定し，アルドステロン・レニン比（ARR：aldosterone renin retio）>200 かつ 血漿アルドステロン濃度>120pg/mLであれば原発性アルドステロン症が疑われ，専門医への紹介を考える．
ただし，レニン・アンギオテンシン系は種々の降圧剤の影響を受ける．スクリーニングは随時採血をするが，可能な限り β遮断薬（偽陽性の可能性），アルドステロン拮抗薬（偽陰性の可能性），利尿薬（偽陰性の可能性）は中止し，Ca拮抗薬，α遮断薬に変更する．
また，専門医紹介時は，検査時の内服薬に関する情報が必要

#3： 褐色細胞腫

血中，尿中メタネフリン分画，カテコラミン分画の測定
診断のためには蓄尿中メタネフリン分画，カテコラミン分画が勧められるが，酸性蓄尿が必要で，入院しないと検査しにくい．
まず，スクリーニングとして随時尿メタネフリン分画を測定し，正常値の3倍以上の時，精査に進むのが現実的[5]．
血漿遊離メタネフリンは感度，特異度とも優れているが，日本では保険適応になっていない．

副腎インシデンタローマ（偶発腫瘍）

点があるからである．ホルモン別内分泌機能評価の第一段階を表2に示す．初期評価で異常を認める場合は，それぞれ確定診断のためにはさらなる検査が必要であり，専門医への紹介を考える．

機能性腫瘍の手術適応の考え方

副腎偶発腫として発見された機能性腫瘍の全てが手術適応になるわけではない．以下に疾患別の手術適応の考え方を示す[4]．

① 褐色細胞腫も偶発腫として無症状で発見される場合がある．この場合，症状の程度にかかわらず全て手術すべきとされている．診断時に兆候，症状がなくても将来高血圧緊急症のリスクがあるからである．

② サブクリニカルクッシング症候群に対する手術の有用性は十分なエビデンスがない．すなわち，耐糖能異常，高血圧，骨粗鬆症などコルチゾール過剰が原因となり得る所見があっても，手術によって改善できるかが十分予測できない．手術の適応は専門医に相談すべきである．

③ 原発性アルドステロン症は，その原因が腺腫であっても過形成であっても病変が小さい場合があり，画像検査で描出できない場合も少なくない．例えば，副腎偶発腫が発見された場合，それが原発性アルドステロン症の原因とは断定できず，画像検査で描出できない偶発腫以外の別の病変が原因の可能性もある．このため，原発性アルドステロン症の手術適応を決めるためには，副腎静脈採血によりアルドステロン過剰産生の責任病巣を確認する必要がある．

経過観察について

諸検査で，手術適応がないと判断された場合，経過観察が必要である．発見時内分泌機能が正常でも経過中コルチゾール産生が亢進するという報告，サイズの増大が平均4年間の観察で5～20%に起こりえる，といった報告がある．CTは，3か月，6か月，1年後，その後年1回，内分泌機能検査は年1回が勧められる．いつまで経過をみなくてはいけないかに関しては，十分なエビデンスはないが，海外のガイドラインでは5年間とするのが多い．

参考文献

1) 一城貴政, 上芝 元. 本邦における5年間の継続的副腎偶発腫疫学調査 －最終報告－. 厚生労働省研究補助金難治性疾患克服研究事業「副腎ホルモン産生異常に関する調査研究」平成16年度研究報告書. 2005. p.121-9.

2) Ioachimescu AG, Remer EM, Hamrahian AH. Adrenal incidentalomas: a disease of modern technology offer-

ing opportunities for improved patient care. Endocrinol Metab Clin North Am. 2015: 44; 335-54.
3) Nieman LK. Approach to the patient with an adrenal incidentaloma. J Clin Endocrinol Metab. 2010: 95; 4106-13.
4) Zeiger MA, Thompson GB, Duh QY, et al. American Association of Clinical Endocrinologists; American Association of Endocrine Surgeons. The American Association of Clinical Endocrinologists and American Association of Endocrine Surgeons medical guidelines for the management of adrenal incidentalomas. Endocr Pract. 2009: 15 (Suppl 1); 1-20.
5) 成瀬光栄, 立木美香, 難波多挙, 他. 内分泌外科稀少疾患の日本の現状把握と診療指針の作成. 7. 褐色細胞腫の実態および診断基準と診療アルゴリズム. 日外会誌. 2012: 113; 378-83.

〈西村元伸〉

7 骨粗鬆症

緊急度 ☆☆★　**頻度** ★★★

① 骨粗鬆症は骨強度の低下により骨折をきたす症候群である.
② 骨密度の低下および既存骨折の有無により診断する.
③ 原発性は男性より（閉経後）女性に3～4倍多く見られることから，特に若年女性や男性の場合には続発性の鑑別を念頭におく.
④ FRAX®や合併する生活習慣病などに基づく骨折リスク評価が重要である.
⑤ 治療は骨折抑制のエビデンスを有する薬剤を用いる．特に大腿骨近位部骨折抑制作用は一部のビスホスホネート薬およびデノスマブにしか認められない.

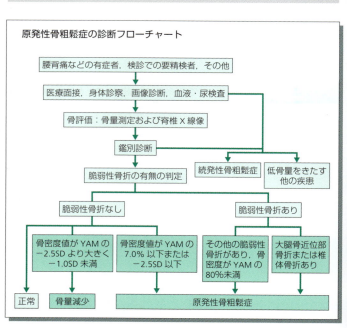

(日本骨粗鬆症学会. 骨粗鬆症の予防と治療ガイドライン2015年度版[1] より)

症例

70代，男性
主訴 腰痛，呼吸困難
40 pack-years の喫煙歴（20～60歳）があり，10年前から慢性閉塞性肺疾患（COPD），2型糖尿病と診断されてい

る．3 年前からインスリン強化療法を受けている．非増殖
性網膜症あり．腎症 2 期．3 日前に重いものを持ち上げた
ときに背部痛が出現した．安静にしていたが痛みは改善せ
ず，呼吸困難も出現したため来院した．来院時，意識清明，
BMI 20.5kg/m²．血圧 136/84mmHg，脈拍数 80/分 整，
体温 36.6℃，呼吸数 24 回/分．肺野に fine crackles を聴
取する．上背部に叩打痛あり．血液検査で随時血糖 246mg/
dL，HbA1c 8.2%，eGFR 70mL/min，Alb 4.0 g/dL，Ca
9.4 mg/dL，P 3.3mg/dL．25-水酸化ビタミン D 14ng/
mL．intact PTH 42pg/mL．大腿骨近位部骨密度（DXA
法）T スコア-3.6．椎体 X 線写真で Th8（SQ グレード
2），Th12，L1 に骨折を認める．COPD，糖尿病およびビ
タミン D 欠乏を背景に発症した Th8 の新鮮骨粗鬆症性骨
折と診断した．鎮痛薬などで症状が改善した後，沈降炭酸
カルシウム 1.5 g＋ビタミン D 400IU＋マグネシウム
30mg（デノタス）内服およびデノスマブ（ランマーク）
皮下注射による骨粗鬆症治療を開始した．

骨粗鬆症

主要症候

　患者から医療機関を受診する場合には，骨折に伴う痛み
を主症状として整形外科を受診することが多い．椎体骨折
は無症状で経過する不顕性のものが多く，痛みを自覚する
いわゆる臨床骨折は 3 分の 1 程度である．したがって，椎
体を含む X 線写真で偶然骨折を発見される，あるいは検診
で骨密度低下を指摘されて受診する，という無症候性患者
も少なくない．

初期対応のポイント

a．急性期診療のポイント

　痛みを伴う臨床的骨折の急性期治療は，手術適応も含め
て基本的に整形外科の専門領域である．鑑別が最も困難な
のは椎体骨折である．腰背部痛で受診した場合には椎体 X
線写真に加え，必要に応じて胸腹部臓器疾患のスクリーニ
ングのため超音波検査や CT 検査なども施行する．とりわ
け麻痺やしびれを伴う場合には整形外科への早期のコンサ
ルトを要する．腰痛の原因として変形性脊椎症，脊柱管狭
窄症，椎間板ヘルニアなど，骨折をきたしやすい骨粗鬆症
以外の疾患として悪性腫瘍の骨転移，多発性骨髄腫，化膿
性脊椎炎，脊椎カリエスなどがある．

b．問診のポイント

　問診では身長低下の有無が重要である．最大身長（25 歳
時）から 4cm 以上の低下があれば骨粗鬆症の可能性が高
い．また，2～3 年以内に 2cm 以上の低下があれば椎体骨

折を起こしている可能性が高いと考えられる．また，身長，体重，骨折家族歴，ステロイド治療歴，関節リウマチ，喫煙，アルコール過剰摂取などの臨床的危険因子に基づいて骨折リスクを予測する骨折リスク評価ツール（FRAX®：fracture assessment tool）が作成されている．FRAX は問診のみで 10 年間の骨折確率を推定することができる有用なツールであり，WEB 上で簡単にアクセス（http://www.shef.ac.uk/FRAX/）できる．

c. 検査のポイント

骨粗鬆症を含む骨代謝異常や Ca 代謝異常症が疑われる場合には血清 Cr，Alb，Ca，P，Mg や尿中 Ca，P，Cr などの一般に加え，必要に応じて intact/whole PTH，1,25-水酸化ビタミン D，25-水酸化ビタミン D，骨代謝マーカーなどを測定する．原発性骨粗鬆症の場合には通常，血中 Ca，P，Mg 濃度に明らかな異常を認めない．電解質異常などがみられる場合にはむしろ続発性の原因検索が必要である．高 Ca 血症では原発性副甲状腺機能亢進症や悪性腫瘍に伴う高 Ca 血症，Ca・P の低値や抗てんかん薬内服では骨軟化症，貧血・総蛋白高値では多発性骨髄腫，高血圧・糖尿病・中心性肥満ではクッシング症候群などを想起する必要

● 表 1　原発性骨粗鬆症の診断基準（2012 年度改訂版）

原発性骨粗鬆症の診断は，低骨量をきたす骨粗鬆症以外の疾患，または続発性骨粗鬆症の原因を認めないことを前提とし下記の診断基準を適用して行う．

I. 脆弱性骨折[#1]あり

1. 椎体骨折[#2]または大腿骨近位部骨折あり
2. その他の脆弱性骨折[#3]あり，骨密度[#4]がYAMの80%未満

II. 脆弱性骨折[#1]なし

骨密度[#4]がYAMの70%以下または−2.5SD以下

#1: 軽微な外力によって発生した非外傷性骨折．軽微な外力とは，立った姿勢からの転倒か，それ以下の外力をさす．
#2: 形態椎体骨折のうち，3分の2は無症候性であることに留意するとともに，鑑別診断の観点からも脊椎X線像を確認することが望ましい．
#3: その他の脆弱性骨折: 軽微な外力によって発生した非外傷性骨折で，骨折部位は肋骨，骨盤（恥骨，坐骨，仙骨を含む），上腕骨近位部，橈骨遠位端，下腿骨．
#4: 骨密度は原則として腰椎または大腿骨近位部骨密度とする．また，複数部位で測定した場合にはより低い%またはSD値を採用することとする．腰椎においてはL1～L4またはL2～L4を基準値とする．ただし，高齢者において，脊椎変形などのために腰椎骨密度の測定が困難な場合には大腿骨近位部骨密度とする．大腿骨近位部骨密度には頸部またはtotal hip（total proximal femur）を用いる．これらの測定が困難な場合は橈骨，第二中手骨の骨密度とするが，この場合は%のみ使用する．
付記: 骨量減少（骨減少）[low bone mass (osteopenia)]: 骨密度が−2.5SDより大きく−1.0SD未満の場合を骨量減少とする．

(Soen S, et al. J Bone Miner Metab. 2013; 31: 247-57[2] より)

がある.

d. 診断のポイント

骨粗鬆症の診断には骨密度検査と椎体X線検査が必須である. 原発性骨粗鬆症の診断基準は骨折リスクの主要な規定因子である骨密度と既存骨折を組み合わせて作成されている[2] (表1). 椎体骨折の重症度判定には Genant らによる半定量的方法 (SQ グレード) が用いられる.

閉経後, 甲状腺機能亢進症などにおける高骨代謝回転型骨粗鬆症では, 骨型アルカリホスファターゼ (bone ALP: BAP), TRACP-5b などの骨代謝マーカーの高値がみられる. 感度は低いが ALP の高値自体が認められることもあり, γGTP 上昇を伴わない ALP 上昇をみた場合には骨代謝の亢進を疑う. また, 骨代謝マーカーの著明高値をみた場合には悪性腫瘍や新鮮骨折などを疑う.

治療

a. 薬物治療開始基準

骨粗鬆症の治療目的は骨折の防止であり, 対象は骨折リスクの高い患者である. 骨粗鬆症と診断される患者に加えて, 骨密度が骨量減少域 (表1の診断基準を参照) であっても, 大腿骨頸部骨折の家族歴があるか, FRAX に基づく10年間の主要骨折確率が15%以上となる場合には薬物治療を考慮するというガイドラインが定められている[1]. その他2型糖尿病[3]やCOPD[4]は骨密度やFRAXと独立した骨折危険因子であることが示されている. 他にも表2に示すような多くの内科的疾患や薬剤が骨折リスクを高めるこ

• 表2　骨粗鬆症のリスクを高める内科疾患と薬剤

呼吸器	慢性閉塞性肺疾患, 睡眠時無呼吸症候群
消化器	胃切除後, 炎症性腸疾患, 肝硬変 (PBC), C型肝炎
血液	多発性骨髄腫, 血友病, サラセミア
内分泌	原発性副甲状腺機能亢進症, Cushing症候群, 性腺機能低下症, Graves (バセドウ) 病
代謝	糖尿病 (1型, 2型)
腎臓	慢性腎臓病 (CKD)
神経	脳卒中, パーキンソン病, うつ病
膠原病	関節リウマチ
循環器	冠動脈疾患, 心不全, 心血管イベント
薬剤性	グルココルチコイド, 抗てんかん薬, 抗うつ薬 (SSRIなど), ワルファリン, ピオグリタゾン, SGLT2阻害薬, 抗HIV薬, カルシニューリン阻害薬 (シクロスポリンなど)

(井上大輔. medicina. 2016; 53: 458-61[5] より)

とが知られており[5]，これらのリスクを総合的に考慮した上で治療適応を決定する．

b. 骨粗鬆症治療薬

骨粗鬆症治療薬は大きくビスホスホネート，選択的エストロゲン受容体作用薬（SERM: selective estrogen receptor modulator），抗 RANKL 抗体，テリパラチド（ヒト PTH1-34），活性型ビタミン D 誘導体およびその他の薬剤に分類される．大腿骨近位部骨折を抑制するエビデンスを有する薬剤はビスホスホネート薬のうちアレンドロネート，リセドロネート，ゾレドロネート（点滴静注）の 3 つと，抗 RANKL 抗体であるデノスマブ（皮下注射）の 4 剤のみであり，75 歳以上の高齢者を含めた大腿骨近位部骨折ハイリスク患者ではこれらを選択することが望ましい．他にも椎体骨折抑制のエビデンスを有する複数の薬剤が汎用されている．ビスホスホネート薬は連日・週 1 回・月 1 回の経口薬，月 1 回・年 1 回の注射薬といった様々な投与法の製剤があり，個々の患者の状況に応じて選択が可能である．

国内には 1,200 万人以上の骨粗鬆症患者がいると推定されており，超高齢社会においてその対策は極めて重要である．骨粗鬆症は 3〜4 倍女性に多い疾患であり，性ホルモンの低下と加齢が主因である．一般に 60〜65 歳になると椎体圧迫骨折の頻度が増加する．70〜75 歳以上になると大腿骨近位部骨折のリスクが増加する．大腿骨近位部骨折は著しく患者の活動性を損なう疾患であり寝たきりの直接的な原因にもなることから，これを防止することが骨粗鬆症診療の主な目標となる．また椎体および非椎体骨折は生命予後をも悪化させることが知られている．

骨粗鬆症は骨強度の低下により骨折をきたす症候群である．骨強度は骨密度および骨質で規定されており，原発性骨粗鬆症では骨密度が約 70%，骨質が約 30%貢献している．この割合は病態によって異なり，ステロイドや糖尿病合併骨粗鬆症では骨密度以外の骨質の寄与率が高い．

骨粗鬆症には閉経や加齢以外に特別な原因のない原発性骨粗鬆症と，骨粗鬆症を引き起こす基礎疾患を背景とする続発性骨粗鬆症がある．男性や若年女性で骨粗鬆症をみた場合には続発性の可能性が比較的高い．「続発性」として因果関係が明らかなもの以外にも多くの疾患が骨折と関連することが知られており（表 2），「骨折リスクとしての合併疾患」という考え方が重要である．

参考文献

1) 日本骨粗鬆症学会　骨粗鬆症の予防と治療ガイドライン作成委員会. 骨粗鬆症の予防と治療のガイドライン 2015 年版. ライフサイエンス出版; 2015.

2) Soen S, Fukunaga M, Sugimoto T, et al. Diagnostic criteria for primary osteoporosis: year 2012 version. J Bone Miner Metab. 2013; 31: 247-57.

3) Schwartz AV, Vittinghoff E, Bauer DC, et al. Association of BMD and FRAX with risk of fracture in older adults with type 2 diabetes. JAMA. 2011; 305: 2184-92.

4) Inoue D, Watanabe R, Okazaki R. COPD and osteoporosis: links, risks and treatment challenges. Int J COPD. 2016; 11: 637-48.

5) 井上大輔. 続発性骨粗鬆症を引き起こす内科疾患. medicina. 2016; 53(3): 458-61.

〈井上大輔〉

Ⅳ 重要な内分泌疾患

8 原発性副甲状腺機能亢進症

緊急度☆★★　頻度★★★

① 原発性副甲状腺機能亢進症は，外来患者における高 Ca 血症の原因疾患として，最も頻度が高い．
② 尿路結石，骨粗鬆症，急性膵炎などの原因となるが，多くは無症候性の高 Ca 血症から発見・診断される．
③ 高 Ca 血症存在下で，血中 intact-PTH が抑制されていなければ本症と診断される．
④ 原因の 90％が，副甲状腺の単一腺腫である．残りは，副甲状腺過形成および稀な癌腫である．
⑤ 過形成の場合は，多発性内分泌腫瘍症（MEN: multiple endocrine neoplasia）の可能性がある．
⑥ 治療の原則は，腫大副甲状腺の外科的切除である．
⑦ 軽症例ではシナカルセト内服により血清 Ca 値の是正は可能であるが，骨代謝異常は是正されず，骨密度も増加しない．

高 Ca 血症の鑑別診断フローチャートを次頁に示した．

症例

50代，女性
来院目的 骨密度低下，高 Ca 血症の精査
現病歴 健康診断で骨密度低下を指摘され，近医を受診した際の血液検査で血清 Ca 値 10.8mg/dL であったため，精査目的で来院した．
既往歴 尿路結石排石 2 回：33 歳，44 歳．
家族歴 血族に尿路結石，骨粗鬆症，内分泌疾患なし
身体所見 甲状腺腫を触れない．その他特記事項なし
血液生化学所見 Alb 4.6g/dL, Ca 10.6mg/dL, P 2.5mg/dL, Cr 0.8mg/dL, γGTP 16u/mL, ALP 267U/mL, intact-PTH 163pg/mL, intact-PTHrP 測定感度未満, 1,25(OH)$_2$D 153pg/mL, 25(OH)D 25ng/mL. 尿中 Ca 345mg/日, Cr 789mg/日. 骨密度（DXA 法）　YAM 値（t 値）：腰椎 76%（−2.3），大腿骨頸部 64%（−2.6）

以上より，症状のある（尿路結石歴あり）原発性副甲状腺機能亢進症で，骨密度低下があることから手術適応と考えた．頸部超音波で甲状腺右葉下極に 8×5×20mm の血流豊富な低エコー域を認めた．MIBI シンチグラフィーで同部に集積過剰を認めた．内分泌外科で，内視鏡下副甲状腺摘出術（右下）を施行され，病理は副甲状腺腺腫（780mg）

主な高 Ca 血症の原因疾患・病態とその鑑別法

高 Ca 血症 ──────→ 生活歴・薬剤歴聴取

ビタミン D 製剤
PTH 製剤
ビタミン A 中毒
サイアザイド系利尿薬
リチウム
不動

尿中 Ca

FECa＜1% → 家族性低 Ca 尿性高 Ca 血症

FECa＞1%

血中 PTH ──高値──→ 原発性副甲状腺機能亢進症
低値

血中 PTHrP ──高値──→ PTHrP 産生腫瘍 (HHM: humroal hypercalcemia of malignancy)
低値

血中 1,25(OH)2D

低値 → LOH（local osteolytic hypercalcemia）多発性骨髄腫，癌の骨転移など 副腎不全

高値 → 肉芽腫性疾患 サルコイドーシス，結核など 悪性リンパ腫の一部 ビタミン D24 水酸化酵素異常

原発性副甲状腺機能亢進症

であった．術後，一時的に活性型ビタミン D_3 製剤の補充を行った．術後 10 年まで尿路結石の再発はなく，骨密度は増加腰椎 79%（−2.1），大腿骨頸部 73%（−1.9）した．

主要症候

高 Ca 血症による症状：意識障害，口渇・多飲・多尿，膵炎，消化性潰瘍

骨代謝回転亢進に起因する症状：骨粗鬆症，線維性骨炎
高 Ca 尿症と関連する症状：尿路結石，腎機能低下

初期対応のポイント

a. 医療面接・診察のポイント

高 Ca 血症の原因となりうる薬剤（サイアザイド系利尿薬，ビタミン D 代謝物，リチウムなど）の服用歴，尿路結石の既往，骨折歴，身長歴などを聴取する．また，血族に，副甲状腺疾患を含めた内分泌疾患があるか（MEN の除外のため），骨粗鬆症，骨折，尿路結石があるかを尋ねる．

b. 検査のポイント

血清 Ca 値を評価する場合，同時に血清アルブミン（Alb）値の測定が必須である．血清 Alb 値が 4.0g/dL 未満の場合のみ，次式を用いて，血清 Ca 値を補正した血清補正 Ca 値で評価する．

- 表1　骨折リスク上昇をきたす内分泌疾患

- 原発性副甲状腺機能亢進症

- 性腺機能低下症
  視床下部性（Kallmann症候群など）
  下垂体性（プロラクチノーマ，Sheehan症候群など）
  卵巣・精巣性（両側卵巣・精巣切除後など）
  染色体異常（Klinefelter症候群，Turner症候群など）

- Cushing症候群

- 甲状腺ホルモン中毒症
  甲状腺機能亢進症（Basedow病など）
  甲状腺ホルモンの慢性過剰治療

- 糖尿病
  1型糖尿病
  2型糖尿病

血清補正 Ca 値（mg/dL）＝血清 Ca 値（mg/dL）＋ 4.0
　　　　　　　　　　　　　　　　－血清 Alb 値（g/dL）

高 Ca 血症の原因は，血中 intact-PTH，$1,25(OH)_2D$，intact-PTHrP，P および尿中 Ca，クレアチニン（Cr）を測定し，フローチャートに従って鑑別診断する．

c. 診断のポイント

高 Ca 血症の存在下で intact-PTH が抑制されていなければ原発性副甲状腺機能亢進症と診断できる（図1，ただし家族性・後天性低 Ca 尿症性高 Ca 血症は除く）．典型的な

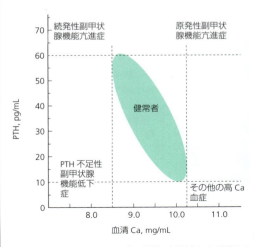

- 図1　血清 Ca 値と PTH 値の関係 - 健常者および種々の Ca 代謝異常症（模式図）（著者作成）

原発性副甲状腺機能亢進症では，高 Ca 血症とともに低 P 血症が存在し，尿中 Ca 排泄が高値（Ca/Cr＞0.2 以上），かつ intact-PTH が基準値以上となる．

尿中 Ca が高値でない，intact-PTH が低値ではないが基準値範囲内などの場合は，ビタミン D 欠乏の合併や家族性・後天性低 Ca 尿症性高 Ca 血症の可能性を考慮する必要がある．尿中 Ca 排泄の正確な評価のためには，随時尿は不適切であり，24 時間蓄尿を用いて，FECa を算定する必要がある．

また，原発性副甲状腺機能亢進症には高率にビタミン D 欠乏が合併することが知られている．血清 25（OH）D 濃度を測定し，20ng/mL 未満の場合は天然型ビタミン D などを使用して，ビタミン D 欠乏状態を是正した後に，intact-PTH を含めた Ca 代謝を再評価することが国際的に推奨されている．

なお，CKD ステージ 4 以降（概ね eGFR＜30mL/min）の場合は，PTH，ビタミン D の代謝が大きく変化するため，副甲状腺機能の評価・解釈が困難なことも多く，専門家（腎臓内科もしくは内分泌内科）に委ねるべきであろう．

治療のポイント

a. 手術適応

原発性副甲状腺機能亢進症では，尿路結石，線維性骨炎，膵炎など PHP に起因すると考えられる症状がある場合は外科的治療が原則である．無症候性の場合，2013 年に開催された無症候性原発性副甲状腺機能亢進症国際ワークショップで採択された手術適応ガイドライン（表 2）に則って，外科的治療が考慮されることが多い．しかし，この基準に満たない症例でも，手術のみが根治療法であること，内視鏡手術など比較的低侵襲な術式が可能な場合が多く，成功率も 90％以上であることなどから，手術を奨めることが多い．無症候であっても，外科的治療により本症が完治す

• 表 2 　無症候性原発性副甲状腺機能亢進症における手術ガイドライン*

血清Ca値	基準値上限の1mg/dL以上
骨	骨密度　t値 −2.5未満（腰椎，全大腿骨，大腿骨頸部，もしくは橈骨遠位1/3端） 椎体骨折の存在
腎臓	eGFR　60mL/min未満 尿中Ca＞400mg/日もしくは高腎結石リスク 尿路結石もしくは腎石灰化症の存在
年齢	50歳未満

*第4回国際無症候性原発性副甲状腺機能亢進症ワークショップによる（2013年）

れば，その後の骨折リスクの低減などが期待される.

b. 内科的治療

原発性副甲状腺機能亢進症の治療の原則は，外科的切除である. また，意識障害などの症状を伴う高 Ca 血症が存在する場合は，高 Ca 血症性クリーゼに対する治療を行う必要がある. 何らかの理由で，外科的治療が行えない場合のみ内科的薬物療法を考慮する.

PTH 分泌過剰による高 Ca 血症に対しては，Ca 感知受容体作働薬であるシナカルセト（レグパラ）がある程度有効である. 軽症例では，シナカルセト 25～300mg/日の内服で，PTH 値の低下とともに血清 Ca 濃度の是正が可能な場合もある. しかし，シナカルセト治療によっても，亢進した骨代謝回転の是正や骨密度の上昇はもたらされないことが明らかになっている.

一方，原発性副甲状腺機能亢進症における骨代謝回転亢進および骨密度低下に対してビスホスホネートの有効性を示したメタ解析が存在する. 原発性骨粗鬆症の薬物治療開始基準に準じて，脆弱性骨折が存在するか，骨密度が T 値で−2.5 以上に低下している場合は，ビスホスホネート治療の適応と考えられる.

シナカルセトとビスホスホネートの併用も試みられているが，有益性に関するエビデンスは未だない.

c. 画像診断

原発性副甲状腺機能亢進症の確定診断に，画像診断は必須でない. また，国際的なガイドラインでも，手術適応の決定に，腫大副甲状腺の局在診断の有無は関係しないことが明記されている. しかし，わが国では，外科医が腫大副甲状腺の局在がついていない本症に対する手術にあまり積極的でない傾向がある. 画像診断を行う場合の第一選択は，頸部超音波断層撮影であり，第二選択は MIBI シンチグラフィーである. 複数腺の腫大が確認された場合は，MEN の可能性を考慮する必要がある.

続発性副甲状腺機能亢進症

血清 Ca 濃度が低値，ビタミン D 欠乏・不足の存在，慢性腎臓病など，生理的な反応で PTH 分泌が亢進している状態である. PTH 分泌が自律的に亢進している原発性副甲状腺機能亢進症とは全く異なる病態であり，治療は原因の除去である. 通常，血清 Ca 値は低値もしくは基準値範囲内でも低値傾向である. しかし，続発性原発性副甲状腺機能亢進症の原因で頻度が最も高いビタミン D 欠乏・不足は，

高率に原発性副甲状腺機能亢進症に合併していることが知られており，そのために PTH 分泌がさらに亢進している場合がある．そのため，前述したとおり，国際的ガイドラインでは原発性副甲状腺機能亢進症患者においても，血清 25 (OH)D 濃度を測定し，20ng/mL 未満の場合はビタミン D 欠乏状態を是正した後に，PTH 値を含めた病態を再評価することが推奨されている．

参考文献

1) 竹内靖博. 高カルシウム血症の診断と治療. Hospitalist. 2016; 4: 147-55.

2) Bilezikian JP, Brandi ML, Eastell R, et al. Guidelines for the management of asymptomatic primary hyperparathyroidism: summary statement from the Fourth International Workshop. J Clin Endocrinol Metab. 2014; 99: 3561-9.

3) Khan AA, Hanley DA, Rizzoli R, et al. Primary hyperparathyroidism: review and recommendations on evaluation, diagnosis, and management. A Canadian and international consensus. Osteoporos Int. 2017; 28: 1-19.

4) 田井宣之, 井上大輔. 高カルシウム血症性クリーゼ. In: 横手幸太郎, 他編. 内分泌疾患診療ハンドブック. 東京: 中外医学社 2016. p.88-92.

〈岡崎　亮〉

IV 重要な内分泌疾患

9 下垂体機能低下症
ACTH単独欠損症, シーハン症候群

緊急度 ☆★★　頻度 ☆★★

POINT

① まずは疾患の可能性を考えることから始まる.
② 可能性が高ければ, 結果がでるまでにショックの予防として副腎皮質ホルモンを投与することが大切である.
③ 副腎皮質ホルモンの使用による二次性の副腎不全の場合, 救急での発熱やショックなどにて来院する場合があるので詳細な既往歴, 服用歴の聴取が大切である.

症例

40代, 男性
主訴 発熱, 意識障害
既往歴 特記事項なし
家族歴 特記事項なし
現病歴 200X年4月頃より全身倦怠感が出現していた. 6月4日夜間より37℃台の発熱と咳嗽が出現したため翌日近医を受診し, 抗菌薬投与を受けたが6月7日より摂食困難となり同院を再診, 胸部X線で上両肺野に浸潤影を認めたため入院となった. SBT/ABPC, フルコナゾール（ジフルカン）, CAMの投与が開始された. しかし同日夜間40℃

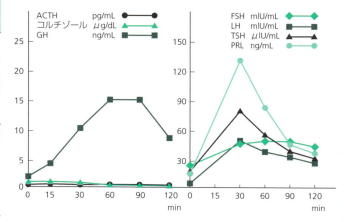

・図1　負荷試験（CRF, GRF, TRH, LH-RH）

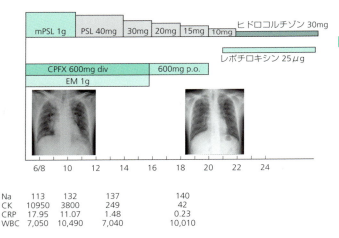

・図2 臨床経過

台の発熱を認め，翌日早朝に非常階段の踊り場で失禁しているところを発見された．失見当識が著明であり，精査加療目的に同日転院となった．下垂体負荷試験にてACTH，コルチゾールは無反応よりACTH単独欠損症（Isolated ACTH deficiency：IAD）と診断した（図1）．加療経過は図2に示す．

この症例は，肺炎を契機にして，IADの合併が明らかになった症例である．ACTHの分泌低下が潜在していても，非ストレス下では症状が明らかでない場合もあり，感染症などの場合に低血糖，低ナトリウム血症，ショックなどで診断に至る場合がある．特にこの症例では，かなりの感染症があるにもかかわらずACTHが感度以下であった．

下垂体機能低下症は，下垂体または視床下部が原因で下垂体ホルモンが必要量増加時にそれに相当する量の分泌が低下する病態である．世界の有病率では，10万人あたり46，年間発症率は10万人あたり4との報告がある．

成人における下垂体機能低下症の原因では，1996年の報告では，下垂体腫瘍関連76%，下垂体外の腫瘍13%，サルコイドーシス1%，シーハン症候群0.5%，特発性8%の報告がなされている[1]．我が国においても平成12年の統計では，下垂体腺腫27.4%，特発性21.5%，頭蓋咽頭13.3%，胚芽腫7.3%，シーハン症候群6.4%であった[2]．

ここでは ACTH 単独欠損症, シーハン症候群を中心に述べる.

症状

a. 一般

下垂体卒中などでは ACTH 欠落症状が急激に出ることがあるが部分欠乏では, ストレス時に症状が悪化することが多い. 下垂体や視床下部への放射線療法などでは, 一般的には徐々に進行し月や年単位後に出現してくることが多い. 下垂体ホルモンの欠乏は, どのホルモンかで症状がさまざまであるが, 一般的には, ゴナドトロピンと成長ホルモン分泌は ACTH や TSH よりも先に低下しやすいとされるが, 我が国の報告ではゴナドトロピン, ACTH, TSH, GH のいずれも低下する場合が 40%以上を占め, ACTH84%, ゴナドトロピン 76.1%, TSH 74.8%, GH 63.7%と ACTH の障害頻度が高いことが報告されている[3]. 腫瘍性病変では, GH やゴナドトロピン低下が多く, リンパ球性下垂体炎では ACTH, TSH の障害が多いなど原因疾患によっても異なる. 下垂体腫瘍などの腫瘍が大きい場合には, 腫瘍の圧迫症状, 頭痛, 視野欠損, 複視などの症状の訴えもある.

b. ACTH 欠乏

全身倦怠感, 体重減少, 易疲労感, 食思不振, 意識障害, 低血圧, 低血糖症状, 好酸球増多, 発熱などストレス時に増悪する. 中程度の副腎不全状態では, ほとんど症状もでないこともあり, ホルモン分泌検査にて診断すべきである.

c. TSH 欠乏

耐寒性低下, 不活発, 皮膚乾燥, 徐脈, 発育障害, 意識低下, 発汗低下, 倦怠感, 便秘, 顔面の浮腫, アキレス腱反射遅延, 貧血. 症状は甲状腺ホルモン低下の程度と相関するが, ACTH 欠乏と合併する場合には TSH 欠乏の症状が全面に表れにくいケースも存在する.

d. ゴナドトロピン (FSH, LH) 欠乏

二次性徴の欠如, 性欲低下, 陰毛, 恥毛の脱落, 性器萎縮, 女性では排卵障害, 無月経, 生理不順, 長期にわたると乳房萎縮, 骨密度低下, アンドロゲンの低下がみられる.

男性では小陰茎, 停留睾丸, 尿道下裂, 無臭症 (Kallmann 症候群) 精巣機能低下, 不妊, テストステロン分泌低下, 骨密度低下

e. 成長ホルモン欠乏

小児の場合低身長, 成人では, 易疲労感, スタミナ低下, 集中力低下, 気力低下, うつ状態, 性欲低下, 皮膚乾燥,

表1 下垂体機能低下症を引き起こす疾患

下垂体の原因疾患

1. 下垂体の腫瘍，術後，放射線療法
2. 浸潤性疾患：ヘモクロマトーシス，リンパ球性下垂体炎
3. 梗塞（シーハン症候群），出血
4. 遺伝子異常：PROP-1, PIT-1, TPIT, HESX1, LHX3, LHX4,
5. Empty sella

視床下部疾患

1. 視床下部腫瘍，術後，放射線療法
2. 浸潤性疾患：　サルコイドーシス，ランゲルハンス細胞組織球症（尿崩症を併発）
3. 炎症：結核性

外傷性：ADH分泌異常も伴うことが多い
脳卒中：脳梗塞，くも膜下出血

fat mass 上昇，lean body mass 低下，骨密度低下，筋力低下，脂質異常，心血管イベント上昇，認知機能低下，死亡率上昇

f. プロラクチン欠乏

分娩後の乳汁分泌低下

下垂体機能低下症の病因を表1に示す.

ACTH 単独欠損症（IAD）

我が国では1969年から1994年までの統計では304例の報告があり，100万人当たり年間発症率は0.9人，有病率は19.1人との報告がある. 好発年齢では40〜60歳代であり男性は女性より約1.5〜3倍多いとされる. 新生児に発症する先天性，小児期から若年期に発症するIAD, 中高年に発症する後天性IADに分類される. 成人発症例では下垂体抗体陽性の場合もあり，また甲状腺自己抗体陽性症例も多く報告されており，自己免疫機序が主な病因と考えられている. またリンパ球性下垂体炎のなかにIADを示す場合の報告がある. Empty sellaを呈する場合も多い. CRHの分泌不全による報告もあり我々も視床下部性と下垂体の診断にCRH連続負荷試験の有用性を報告している[4]. またACTH前駆体であるPOMCからのACTHのプロセッシングのPC 1/3の活性低下例の報告もある. 症状は上記に記載したが，一般検査では，低血糖，低ナトリウム血症，好酸球増多などである.

シーハン症候群

分娩時の大出血による血圧低下や循環不全をもたらし，下垂体梗塞壊死とともに前葉機能低下をきたす疾患であり1913年に初めて報告された. 症状は前葉機能低下症であるが，尿崩症を合併する場合もあり，またホルモン欠乏

の程度もさまざまとされる．また分娩直後からの発症はまれでその後十数年から 20〜30 年後の発症もある．

〈検査と診断〉診断の検査を表に示す（表 2）[5]．

・表 2

	検査所見	診断の基準
ACTH分泌低下	1) 血中コルチゾール低値 2) 尿中コルチゾール低値 3) 血中ACTHが高値でない 4) ACTH分泌刺激試験にて無〜低反応 5) 血中コルチゾールが迅速ACTH試験で低反応でACTH-Z連続負荷で増加	症状があり 1) 〜 3) ＋4) を満たす
TSH分泌低下	1) 血中TSHが高値でない 2) TSH分泌刺激試験にて無〜低反応 3) 血中甲状腺ホルモンの低値	症状があり 1) 〜 3) を満たす
ゴナドトロピン分泌低下	1) 血中ゴナドトロピンは高値でない 2) ゴナドトロピン分泌刺激試験にて血中ゴナドトロピン無〜低反応 視床下部性の場合連続負荷にて正常反応のことあり 3) 血中，尿中ステロイドホルモンの低値 4) ゴナドトロピン負荷で性ホルモン分泌増加	症状があり 1) 〜 4) 全項目
PRL分泌低下	1) 血中PRL基礎値の低下（1.5ng/mL未満） 2) TRH試験にて低〜無反応	症状があり 1) 〜 2) を満たす
成人GH分泌低下	1) インスリン負荷，アルギニン負荷，グルカゴン負荷にて 頂値3ng/mL以下 GHRP-2負荷にて頂値 9ng/mL以下 2) GHを含めて複数の下垂体ホルモンの分泌低下	症状があり1) の2種類以上の低下 または頭蓋内器質性疾患の合併ないし既往または治療歴 または産褥期異常の既往

初期対応のポイント

問診・診断のポイント

家人より既往歴,服薬状況とともに分娩時のトラブル,ここ 2〜3 か月の状況を詳細に情報を聴取する．疑ったら重症の場合にはホルモンの検査結果を待たずに副腎皮質ステロイド投与を迅速に行うことが重要である．

治療

通常はヒドロコルチゾン（コートリル）を投与する．投与回数は 2 回投与が多く，症状に応じて 10〜30mg/日を 2：1 の割合で朝夕分割する．発熱，手術などのストレス時には維持量の 2〜3 倍投与する．甲状腺低下合併時には,ステロイド投与後に補充する．必ず感冒などの発熱時に備え

て，臨時使用時に使用するヒドロコルチゾンを処方しておき，服用指導することが必要である．また緊急時に備えて家族にも対処を指導することが必要である．

甲状腺機能低下もある場合には，副腎皮質ホルモン補充が優先である．また臨床的に可能性が高い場合，コルチゾールの結果が明らかになるまで時間かかる場合にはショックになる前に補充することが重要である．

参考文献

1) Bales AS, Van'tHoff W, Jones PJ. et al. The effect of hypopituitalism on life expectancy. J Clin Endocrinol Metab. 1996: 81: 1169.
2) 横山徹爾, 他. 成人下垂体機能低下症の全国調査成績. In: 厚生労働省特定疾患 間脳下垂体機能障害研究班（加藤譲班長）平成13年度総括研究事業報告書. 2002. p.161-9.
3) 入江　実, 他. 厚生労働省特定疾患 間脳下垂体機能障害研究　平成5年度総括研究事業報告書. 1994. p.237-46.
4) 橋本尚武, 他. 著明な低血糖を呈したACTH単独欠損症の1例―CRFテスト, Lysine vasopressin連続負荷テストの試み―. 千葉医学. 1985; 61: 121-5.
5) 大磯ユタカ, 他. 厚生労働科学研究費補助金 難治性疾患克服研究事業「間脳下垂体機能障害に関する調査研究班」平成21年度総括・分担研究報告書. 2010, 2011.

〈橋本尚武〉

Ⅳ 重要な内分泌疾患

10 SIADH

緊急度 ★★★　頻度 ★★★

① 低ナトリウム血症をみたらば，まず SIADH の有無を鑑別する．
② SIADH（syndrome of inappropriate secretion of antidiuretic hormone）の邦語訳は，日本腎臓学会では，抗利尿ホルモン（ADH）不適切分泌症候群，日本腎臓学会では，抗利尿ホルモン（ADH）分泌異常症，日本内分泌学会と厚生労働省は，バゾプレシン分泌過剰症である．
③ また SIADH において全ての症例で血中 ADH が上昇しているわけではないことから，SIADH（syndrome of inappropriate of antidiuresis）という術語も提唱されている．術語の統一が困難であることは，この症候群を理解しようとする者の困難さを象徴している．
④ 低ナトリウム血症があれば，本来的にはフィードバックがかかり抑制される ADH の分泌が，不適切に亢進する病態を想起されたし．
⑤ SIADH は 1957 年に，Schwartz WB と Bartter FC により 2 名の気管支癌の患者において報告されたため，シュワルツ・バーター症候群とも呼ばれた．10 年後には二人により SIADH に対する水制限の有効性も報告されている．
⑥ 人間の祖先も太古には海に住んでいて陸上生活をするようになり外界の乾燥環境に耐えるための体液のホメオスターシスの維持を獲得して進化してきた．水とナトリウムの維持は生命にとって重要なホメオスターシス維持機構の一つである．
⑦ SIADH は，水の再吸収を促す ADH（抗利尿ホルモン）の不適切な過剰分泌による尿細管の V2 受容体を介したアクアポリン 2 による体内への水の貯留（負の自由水クリアランス）である．SIADH はナトリウム不足や腎からのナトリウム排泄過剰ではないことに留意すべきである．
⑧ ナトリウムは動いておらず，水が動いている．それが SIADH である．多くの初学者がここに躓き，一部の者は躓いた理解のままであるが，躓いたまま初学者に教えることまで起こるので，注意が必要である．

ある病院の話である．尿中ナトリウム濃度が 20mEq/L であった低ナトリウム血症の患者を総合診療科医師がナトリウム摂取不足と診断し，栄養サポートチームにより塩分添加食を指導された．後日診断は SIADH に訂正され，塩分添加食は解除された．ここで重要なことは尿中ナトリウ

150

・表 1　SIADH の日本語訳

(Syndrome of Inappropriate Antidiuretic Hormone Secretion)

Term	Society
バゾプレシン分泌過剰症	日本内分泌学会 厚生労働省
抗利尿ホルモン分泌異常症 抗利尿ホルモン分泌異常症候群	日本内科学会
抗利尿ホルモン不適切分泌症候群	日本腎臓学会

ム濃度から，まずナトリウム摂取不足を否定できることである．初学者はまず摂取不足から考える．SIADH の診断基準において尿中ナトリウム濃度が 20mEq/L 以上であることを記憶することよりも，低ナトリウム血症が存在するにもかかわらず，尿中ナトリウム濃度が 20mEq/L であることからは，ナトリウム摂取不足はないと結果づける推論が非常に大切である．

ADH（抗利尿ホルモン）とは

ADH（バゾプレシン）は，9 つのアミノ酸から成るペプチドホルモンである．ちなみに，オキシトシンとバゾプレシンはアミノ酸が二つだけ違っただけの構造であり，互いに作用を共有する働きがわずかにある．

ADH は，視床下部視索上核と室傍核にて合成され，軸索輸送され，下垂体後葉から血管内に分泌される．ADH 分泌は中枢あるいは末梢の浸透圧受容体あるいは圧受容体への刺激より制御されている．血管内に分泌された ADH は速やかに肝臓と腎臓で代謝されるため半減期はおおよそ 18 分と言われる．ADH の受容体には，V1a，V1b，V2 受容体の存在が知られている．V2 受容体は腎集合管血管側にあり，アデニル酸シクラーゼ－ cAMP 系を活性化し，水チャネルであるアクアポリン 2（AQP2）を管腔側細胞膜へ移動させる．膜の水透過性が高まる結果，水の再吸収が促進され尿量が減少（抗利尿）する．V1a 受容体は心筋，血管平滑筋，大腸平滑筋などに分布し血圧上昇作用，腸管蠕動運動促進作用を起こす．V1b 受容体は下垂体前葉にあり CRH（副腎皮質刺激ホルモン放出ホルモン，corticotropin-releasing hormone）による ACTH（副腎皮質刺激ホルモン，adrenocorticotropic hormone）分泌を増強する．すなわち，V2 受容体を介した ADH による水再吸収が SIADH である．

ここで全ての SIADH において血液の ADH 濃度が上昇しているわけだはないという点から SIAD（syndrome of inappropriate antidiuresis) という呼称を用いるべきだという提案もされた. 我が国の SIADH の診断基準では，血清 Na が 135mEq/L 未満で ADH は感度以上の濃度である. 現実に過去に我が国にて ADH 濃度が測定できない時期があった. つまり ADH が未知であっても SIADH の診断は可能である. 国により SIADH の診断基準が異なることも頭の隅に留めるべきである.

主要症候

低ナトリウム血症が軽度の時は，嘔気，倦怠感. 高度になるにつれ，頭痛，無関心，落ち着きのなさ，虚弱，見当識障害が起こる. 低ナトリウム血症がさらに高度になる，あるいは急速に悪化した場合は，痙攣，昏睡，呼吸停止に至る.

初期対応のポイント

a. 問診・診察のポイント

〈問診〉
薬剤投与歴を確認することは非常に大切である.

〈診察〉
脈拍，血圧，皮膚ツルゴール（Turgor）の状態，圧痕性浮腫の有無は，体液量推定のために重要である. 意識状態の変化には特に注意する.

b. 検査のポイント

〈血液検査〉Na，血清浸透圧，BUN，Cr，UA（尿酸），血糖値，脂質，蛋白，アルブミン

〈尿検査〉

〈内分泌検査〉AVP，甲状腺機能，副腎機能，BNP
（SIADH では尿酸値は低下し，脱水では尿酸値が上昇する）

診断基準

我が国の SIADH の診断基準は表 2 のごとくである.
筆者はこれに，マラソン，トライアスロン，ウルトラマラソンなどの激しい運動を加えたい. 運動関連低ナトリウム血症はその他の因子の関与も考えられるが，米国内科学会（American College of Physicians）もこれらを SIADH の原因としている. マラソン走者がスポーツ飲料の摂取過量で低ナトリウム血症を起こす機序を説明容易にする. マラソンランナーがマラソン中に体重増加を示す場合がそうである. 口渇中枢を潤わせない中途半端な塩分濃度のスポーツ飲料の摂取はさらなる口渇中枢の刺激になり過量摂取の悪循環に入る.

• 表2　SIADH の診断の手引き

Ⅰ. 主症状

1. 特異的ではないが，倦怠感，食欲低下，意識障害
2. 脱水なし

Ⅱ. 検査所見

1. s-Na＜135mEq/L
2. ADH測定感度以上（s-Na＜135mEq/Lの時）
3. p-Osm＜280mEq/L
4. u-Osm＞300mEq/L
5. u-Na≧20mEq/L
6. s-Cr≦1.2mg/dL
7. s-cortisol≧6μg/dL（早朝空腹時）

（診断基準）確実例：Ⅱが全てあり，かつ脱水なし

Ⅲ. 参考所見

1. 原疾患の診断が確定していることが参考となる
2. PRA≦5ng/mL/hrであることが多い
3. s-UA≦5mg/dLであることが多い
4. 水分摂取制限にて脱水の進行なく低Na血症が改善

（鑑別診断）次のものを除外

1. ECF過剰な低Na血症：心不全，肝硬変，ネフローゼ症候群
2. 腎性ナトリウム喪失，下痢，嘔吐

（厚生労働科学研究費補助金 難治性疾患克服研究事業「間脳下垂体機能障害に関する調査研究班」平成21年総括・分担報告書. 2010年3月）

治療

a. 原疾患の治療

薬剤であれば中止する．
運動が原因であれば，その運動の中止．

b. 緊急治療として 3％食塩水の投与

●48 時間以内に急激に進行した高度の低ナトリウム血症は頭蓋骨で覆われている脳の細胞に水が流入し脳浮腫，脳ヘルニアを起こす．

●低ナトリウム血症を急激に補正しようと高張液を輸液すると脳細胞内の水が細胞外に移動して，脳の細胞の容積が急激に小さくなり，浸透圧性脱髄症候群（ODS: Osmotic Demyelination Syndrome）が起きるので注意が必要である．かつては橋中心髄鞘崩壊症候群（CPM: central pontine myelinolysis）と呼ばれていたが，橋以外でも起こることから，現在は ODS が一般的である．ODS は不可逆的に経過し，死に至る病である．したがって，高度の低ナトリウム血症の治療は，神経所見や Na濃度のモニターと輸液変更が可能な集中治療室にての治療が望ましい．

●ナトリウムの補正は24時間で10mEq/L以下になるよう

に調節する.

● 3%食塩水は予め院内の薬剤部と製剤方法を打ち合わせておくことが望ましい（生理食塩水，注射用蒸留水，10%食塩水を用いて作る）.

c. SIADH の場合は水制限が基本である

d. 脱塩（desalination）

SIADH で脱塩を起こしている場合は生理食塩水の投与でも低ナトリウム血症が悪化することに留意すべきである. SIADH の本体は，ADH の腎尿細管への作用により，自由水が血管内に多く存在する. それに反して，尿内は濃縮され（尿浸透圧が高い）ている. 尿の浸透圧より低い浸透圧の輸液は，濃縮された尿として腎より排泄され，残りは自由水として血管内に残存し，低ナトリウム血症は悪化する. この現象は，周術期に生理食塩水を輸液しながら全身麻酔下手術をした患者が低ナトリウム血症を起こした例やボストンマラソンにて，おそらく経口補液製剤の過量摂取で死亡した低ナトリウム血症例などからも裏付けられている. 例えばマラソンランナーは暑熱環境や激しい運動にておそらく SIADH による低ナトリウム血症を起こしていることが知られる. 上記結果からすれば，いかなる塩分濃度のスポーツ飲料であっても過量摂取は低ナトリウム血症を悪化させる可能性がある. これが脱塩そのものである. 例え，生理食塩水をもし点滴しながらマラソンすることが可能であっても，低ナトリウム血症は悪化する場合があると推測される.

（尿中 Na＋尿中 K）/血清 Na＝有効浸透圧（tonicity）クリアランス＞1.0 の時に，電解質自由水クリアランス＝尿量×（1 －（尿中 Na＋尿中 K）/血清 Na）はマイナスとなり，脱塩が起き自由水は尿に排泄されずに血管内に貯留する.

したがって，筆者はマラソンなどの運動時にスポーツドリンクの飲用を勧めない.

・表3 自由水クリアランス

自由水クリアランス
  $CH_2O＝V－Cosm$
     $＝V×（1－Uosm/Posm）$

V: 時間当たりの尿量
CH_2O: 自由水クリアランス
Cosm: 電解質クリアランス
（V＝CH_2O＋Cosm）

e. SIADH に対する他の治療

● 経口食塩
● フロセミド（ラシックス）: 自由水利尿の促進
● デメクロサイクリン（レダマイシン）: 自由水利尿の促進
● ADH 受容体拮抗薬. モザバブタン（フィズリン）には異所性 ADH 産生腫瘍による SIADH による低ナトリウム血症には保険適応がある.
● リチウム: 腎性尿崩症を起こす.
● 尿素: 自由水クリアランスの促進

おわりに

　低ナトリウム血症は, 塩欠乏でなく, 相対的な水過剰であると認識すべきである.

　SIADH は理解しづらい症候群であるが, 低ナトリウム血症があるにも関わらず, ADH により AQP2 が発動され自由水のみが血管内に残ることが本体であることに留意頂きたい.

参考文献

1) 大磯ユタカ, 他. 厚生労働科学研究費補助金 難治性疾患克服研究事業「間脳下垂体機能障害に関する調査研究班」バゾプレシン分泌過剰症（SIADH）の診断と手引き（平成 22 年度版）. 2011. http://rhhd.info/pdf/001008.pdf
2) 日本内科学会, 編. 内科学会用語集. 第 5 版. 医学書院; 1998.
3) 日本腎臓学会, 編. 腎臓学用語集. 第 2 版. 南江堂; 2007.
4) Steele A, Gowrishankar M, Abrahamson S, et al. Postoperative hyponatremia despite near isotonic saline infusion: a phenomenon of desalination. Ann Intern Med. 1997; 126: 20–25. https://www.ncbi.nlm.nih.gov/pubmed/8992919
5) Almond CS, Shin AY, Fortescue EB, et al. Hyponatremia among runners in the Boston Marathon. N Engl J Med. 2005; 352: 1550-6. http://www.nejm.org/doi/full/10.1056/NEJMoa043901

〈羽田俊彦〉

11 尿崩症

緊急度 ★★★　頻度 ☆☆★

① 抗利尿ホルモン (ADH) は, 視床下部の視索上核と室傍核で合成され, 下垂体後葉の神経終末に貯蔵されており, 血漿浸透圧の上昇, 血液量の減少で分泌が促進される.

② 7回膜貫通型受容体 (Gタンパク共役受容体) に属する, V1a, V1b, V2受容体の存在が知られている. V2受容体は腎集合管血管側にあり, アデニル酸シクラーゼ-cAMP系を活性化し, 水チャネルであるアクアポリン2を管腔側細胞膜へ移動させる.

③ 膜の水透過性が高まる結果, 水の再吸収が促進され尿量が減少する. V1a受容体は心筋, 血管平滑筋, 大腸平滑筋などに分布し血圧上昇作用, 腸管蠕動運動促進作用を起こす. V1b受容体は下垂体前葉にあり CRH (副腎皮質刺激ホルモン放出ホルモン) による ACTH (副腎皮質刺激ホルモン) 分泌を増強する. ADH の合成・分泌障害により中枢性尿崩症 (Central Diabetes Insipidus) が, 作用減弱により腎性尿崩症 (Renal Diabetes Insipidus) が生ずる.

診断フローチャート

```
頻尿, 夜尿, 遺尿
    ↓
食事制限なしでの24時間尿量と尿浸透圧の測定
    ↓
┌─────────────────────┬─────────────────────┐
尿量>3000mL/日          尿量<3000mL/日
尿浸透圧<300mEqL        尿浸透圧>300mEqL
    ↓                       ↓
ADH基礎値               泌尿器生殖器系の評価
    ↓                       ↓
┌─────┬─────┐          ┌─────┬─────┐
>1pg/mL  <1pg/mL        脳MRI    解剖
    ↓       ↓             ↓       ↓
腎性尿崩症  →  下垂体の bright spot (T1)    病理診断
                ↓          ↓
               あり        なし
                ↓          ↓
            原発性多飲症  下垂体性尿崩症
```

156

分類

a. 中枢性尿崩症（central diabetes insipidus）

　下垂体後葉の ADH（抗利尿ホルモン）の合成や分泌不全にて，尿の最大濃縮力が制限された状態である．高ナトリウム血症を伴わないこともある．また脱水を伴わないこともある．一番多い原因は，外傷，脳神経外科手術，肉芽腫，悪性腫瘍，脳血管障害，感染症などによる下垂体後葉の障害である（表1）．完全型（尿浸透圧<300mOsm/kg）よりも不完全型（尿浸透圧が 300～800mOsm/kg）が多い．多くは突発性に（発症時期がはっきり），口渇，多飲と多尿が出現する．持続的に飲水を求め，夜間頻尿が多い．冷水を好む傾向がある．遺伝性のものもある．尿量は 3～15L/日．男女差はなく，10～20 歳代に多い．遺伝性のものもある．

　診断は，① 3L/日以上の多尿，②尿浸透圧低値，③ 5%高張食塩水負荷テストによる ADH 分泌機能障害の確認，④バゾプレシン負荷試験による尿濃縮の確認，⑤水制限試験（必要な時のみ）．治療は，デスモプレシンの経口薬，スプレーあるいは点鼻薬による補充療法．

中枢性尿崩症の分類

【遺伝性】常染遺伝性色体優性，常染色体劣性（ Wolfram 症候群：糖尿病初発+視神経萎縮+難聴+尿崩症など）

【後天性】
- 頭部外傷，頭蓋骨骨折，眼窩外傷
- 下垂体後葉切除術
- トルコ鞍上部腫瘍，トルコ鞍内腫瘍
- 原発性（鞍上部嚢胞，頭蓋咽頭腫，松果体腫，髄膜腫，神経膠腫）
- 続発性（乳癌，肺癌，白血病，リンパ腫）
- 肉芽腫：サルコイドーシス，Wegener 肉芽腫，結核，梅毒
- 組織球症
- 好酸球症，Hand-Schuler-Christian 病（ランゲルハンス細胞組織球症）
- 感染症：脳炎，髄膜炎，Guillain-Barré 症候群
- 血管：脳動脈瘤，脳血栓，脳出血，鎌状赤血球疾患，分娩後壊死（Scheehan 症候群），妊娠（一過性）

b. 腎性尿崩症（renal diabetes insipidus）

　腎性尿崩症では，抗利尿ホルモン（AVP）刺激の受け口に当たる V2 受容体ないしは，水透過性を直接司る水チャンネル（AQP2）のいずれかに異常が生じて病態が引き起こされる．

腎性尿崩症の分類

【先天性】性染色体性，常染色体優性，常染色体劣性（AQP
チャネルの異常）

● 表1　我が国の中枢性尿崩症（バゾプレシン分泌低下症）の診断基準

I．主症状

1. 口渇
2. 多飲
3. 多尿

II．検査所見

1. 尿量≧3000mL/日
2. 尿浸透圧≦300mOsm/kg
3. 血漿バゾプレシン分泌：血漿浸透圧（または血清ナトリウム濃度）に比較して相
   対的に低下する．5％高張食塩水負荷（0.05mL/kg/minで120分間点滴投与）時
   には，健常者の分泌範囲から逸脱し，血漿浸透圧（血清ナトリウム）高値下におい
   ても分泌の低下を認める．
4. バゾプレシン負荷試験（水溶性ピトレシン5単位皮下注後30分ごとに2時間採尿）
   で尿量は減少し，尿浸透圧は300mOsm/kg以上に上昇する．
5. 水制限試験（飲水制限後，3％の体重減少で終了）においても尿浸透圧は300mOsm/
   kgを越えない．ただし，水制限がショック状態を起こすことがあるので，必要な場
   合のみ実施する．

III．参考所見

1. 原疾患（下記）の診断が確定していることが特に続発性尿崩症の診断上の参考と
   なる．
2. 血清ナトリウム濃度は正常域の上限に近づく．
3. T1強調MRI画像における下垂体後葉輝度の低下．但し，高齢者では健常人でも低
   下することがある．

[診断基準]

IとIIの少なくとも1〜4を満たすもの．

[病型分類]

中枢性尿崩症の診断が下されたら下記の病型分類をすることが必要である．
1. 特発性中枢性尿崩症：IとII以外には，画像上認められる器質的異常を視床下部−
   下垂体系に認めないもの．
2. 続発性中枢性尿崩症：IとIIに加えて，画像上で器質的異常を視床下部−下垂体
   系に認めるもの．
3. 家族性中枢性尿崩症：原則として常染色体優性遺伝形式を示し，家族内に同様の疾
   患患者があるもの．

[鑑別診断]

多尿をきたす中枢性尿崩症以外の疾患として次のものを除外する．
1. 高カルシウム血症：血清カルシウム濃度が11.0mg/dLを上回る．
2. 心因性多飲症：高張食塩水負荷試験で血漿バゾプレシン濃度の上昇を認め，水制
   限試験で尿量の減少と尿浸透圧の上昇を認める．
3. 腎性尿崩症：バゾプレシン負荷試験で尿量の減少と尿浸透圧の上昇を認めない．定
   常状態での血漿バゾプレシン濃度の基準値は1.0pg/mL以上となっている．

〔大礒ユタカ，他．厚生労働科学研究費補助金　難治性疾患克服研究事業「間脳下垂体機能
障害に関する調査研究班」バゾプレシン分泌低下症（中枢性尿崩症）の診断と治療の手引
き（平成22年度改訂）．2011〕

【後天性】
- 慢性腎臓病
- 多発性嚢胞疾患，髄質嚢胞疾患，尿路閉塞
- 薬物
  リチウム，フェニトイン，アルコール，デメクロサイクリン，アセトヘキサミド，トラザミド，グリブリド，プロボキシフェン，アムホテリシン，フォスカルネット，メトキシフルレン，ノルエピネフリン，ビンブラスティン，コルヒチン，ゲンタマイシン，メチシリン，イソフォスファミド，フロセミド，エタクリン酸，造影剤，浸透圧利尿薬
- 電解質異常
  低カリウム血症：腎濃縮力障害
  高カルシウム血症：腎濃縮力障害
- 鎌状赤血球症
  高張な髄質にての鎌状赤血球による血管閉塞による．
- 食事
- 飲水過多，極度の食塩摂取低下，極度の蛋白制限：最大尿濃縮力低下を起こす．
- 妊娠尿崩症：ADH の反応の低下

主要症状

多尿，口渇，多飲，尿量測定は必須である．

初期対応のポイント

a. **問診・診察のポイント**
〈問診〉多飲，多尿，尿量増加のエピソードの有無．
手術歴，薬物使用歴の確認
〈診察〉中枢神経症状の有無，体液量の評価，尿量の測定
b. **検査のポイント**
尿量と尿浸透圧の測定

治療

a. **完全型中枢性尿崩症 （complete central diabetes insipidus）**
①デスモプレシン（DDAVP: desmopressin acetate hydrate）の点鼻液あるいは点鼻スプレーを用い 1 回 2.5〜10μg を朝夕に点鼻する．治療導入後，数日間は体重または血清ナトリウム濃度を頻回に測定し，基準下限値を下回らないようコントロールし水過剰の出現に注意する．治療開始時には水中毒を避ける目的で原則として 2.5μg/回から開始する．
DDAVP は，天然の AVP を修飾して作られ，抗利尿作用が 6〜24 時間と長く，V1 血管作動性受容体活性がほぼ

ない利点がある.

高用量では一過性の頭痛，悪心，血圧上昇をみるが減量で軽快する．稀に，鼻出血，腹痛，外陰部痛が出現する．本邦には注射薬はない．バゾプレシンのみ静注薬があるが保険適応はない．

② DDAVP 口腔内崩錠を 1 日 3 回，60〜120μg 経口投与する．1 回投与量は 240μg を超えないこと 1 日投与量は 720μg を超えないこと．飲水量，尿量，尿比重，尿浸透圧により増減する．60μg，120μg，240μg の 3 種類がある．

b. 不完全型中枢性尿崩症　(incomplete central diabetes insipidus)

①と②は上記と同じ

③クロルプロパミド（Chlorpropamide）（アベマイド）
抗利尿ホルモンの作用を増強する．SU（スルフォニアウレア）製剤である．保険適応なし．低血糖を起こすので注意が必要である．

④クロフィブラート（Clofibrate）（ビノグラック）
抗脂血症薬．保険適応はない．

⑤カルバマゼピン（Carbamazepine）（テグレトール）
抗痙攣薬．保険適応はない．

c. 腎性尿崩症 (nephrogenic diabetes insipidus)

①サイアザイド系利尿薬と塩分制限．脱水に傾ける必要がある．蛋白制限が有効との説もある．
糸球体濾過量（GFR: glomerular filtration rate）を減少させ，近位尿細管での水・電解質の再吸収を促進する作用．
ループ利尿薬を用いない．

②アミロライド（Amiloride）：本邦にない．
リチウム（Lithium）関連腎性尿崩症に対して．作用はサイアザイドに似る．

③インドメタシン(Indometacin)：抗利尿ホルモンの作用の増強やサイアザイドとの併用による GFR 減少による近位尿細管での水の再吸収説が唱えられるが，効果を疑問視する意見もある．

d. 妊娠関連尿崩症

DDAVP

e. 続発性中枢性尿崩症

原疾患の治療を進める．特に下垂体前葉機能低下症を合併した症例では多尿による

脱水の出現に留意しつつ，あらかじめヒドロコルチゾン

の補充を行う.

f. 高ナトリウム血症に対する治療は, 尿崩症以外の高ナトリウム血症の稿を参照されたし.

参考文献

1) 柴垣有吾. 水代謝・ナトリウム代謝異常の診断と治療. In: より理解を深める! 体液電解質異常と輸液. 中外医学社; 2007. p.7-85.

2) 小松康宏. Na・水バランス. In: シチュエーションで学ぶ 輸液レッスン. メジカルビュー社; 2011. p.40-121.

3) 石川三衛. 中枢生尿崩症. In: 横手幸太郎, 監修. ここが知りたい内分泌疾患ハンドブック. 中外医学社; 2016. p.137-42.

〈羽田俊彦〉

V 重要な代謝疾患

1-1 糖尿病：症候・診断と慢性合併症，生活療法（2型糖尿病を中心に）

緊急度☆☆★　頻度★★★

① 糖尿病の診断には血糖値が1回でも基準を超えて高値である証明が必要である．
② 症状が全くなくても合併症が進行している場合があるので，合併症チェックは定期的にもれなく行う必要がある．
③ 糖尿病治療の目標達成のためには血糖，体重，血圧，血清脂質などの統括的な管理が求められる．
④ 生活療法（非薬物療法）は全糖尿病患者に必須である．
⑤ 患者の気持ちや変化ステージを確認しながら生活改善の必要性を患者自ら気づけるように支援する．

糖尿病の診断基準

〈糖尿病型の判断基準〉
- 血糖高値：空腹時血糖≧126mg/dL
  OGTT2時間値≧200mg/dL，随時血糖≧200mg/dL のいずれか
- HbA1c高値：HbA1c≧6.5%

初回	血糖高値						HbA1c高値のみ
	HbA1c高値	自覚症状	網膜症	↓	↓	↓	↓
再検	↓	↓	↓	血糖高値	HbA1c高値	血糖高値	HbA1c高値
診断	糖尿病	糖尿病	糖尿病	糖尿病	糖尿病	糖尿病	フォロー

◎ 再検査は1か月以内が望ましい．
◎ 上表に当てはまらなくても一度でも高血糖値または高HbA1c値が確認された場合は6か月以内に血糖値・HbA1cを再検査する．

診断フローチャート

糖尿病を診断するためのフローチャートを上に示すが，糖尿病の診断には血糖値での確認が必須になっている．初回に血糖高値で，同時にHbA1c（ヘモグロビンA1c；グリコヘモグロビン；正常値4.6〜6.2%）高値，特有の自覚症状（図1），糖尿病網膜症のいずれかを認めればその場で糖尿病と診断できる．初回に血糖高値のみの場合，再検査で上記糖尿病型の基準を満たせば糖尿病と診断できる．初

口渇・多飲

多尿

空腹感・多食

倦怠感

衰弱

意識障害

• 図 1 糖尿病の症状（血糖値が非常に高いとき）

• 表 1 糖尿病の成因分類

Ⅰ．1型糖尿病
　1A：自己免疫性（一時期でも膵島関連自己抗体検査が陽性であるもの）
　1B：特発性（自己免疫が明らかでないもの）

Ⅱ．2型糖尿病

Ⅲ．その他の特定の機序，疾患によるもの
　A：遺伝子異常（インスリン分泌やインスリン抵抗性に関係する遺伝子の異常）
　B：他の疾患や条件による二次性の糖尿病（膵炎，ホルモン異常，薬剤性など）

Ⅳ．妊娠糖尿病

	1型糖尿病	2型糖尿病
発症機構	HLAなどの遺伝因子に何らかの誘因や環境因子が加わって，主に自己免疫機序で発症	複数の遺伝子の組み合わせに生活環境因子が加わり，インスリン作用不足をもたらして発症
発症の仕方	急性発症が多いが，劇症，緩徐進行もある	非常に緩徐で，IGT期をしばらく経てから発症する
家族歴	比較的少ない	血縁者に見られることが多い
発症年齢	小児期〜思春期に多いが，中高年でも認められる	中高年に多いが，若年発症も少なくない
肥満度	肥満とは関係しない	一般に肥満・かくれ肥満・過去肥満と関係する
自己抗体	GAD抗体，IA2抗体などの抗体が陽性になることが多い	陰性
内因性インスリン	容易に減少しやすい	当初は通常か増加しているが，緩やかに減少しやすい

回で HbA1c 高値のみの場合は再検査で血糖高値が確認されたときのみ糖尿病と診断できる．

　糖尿病の診断後は，治療方針の決定のため，成因（発症機序，表 1），インスリン依存・非依存などの病態（病期）[1]，合併症（図 2）についても診断を進める必要がある．

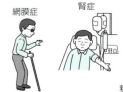
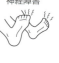

網膜症　腎症　神経障害　脳梗塞　心筋梗塞

糖尿病の主な合併症

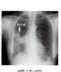

閉塞性動脈硬化症　歯周病　感染症　認知症　がん

• 図2　糖尿病の合併症

症例

60代，男性，無職

病歴 57歳で退職してから体重が増加した．健診で前年HbA1c 6.5%から1年後10.2%（空腹時血糖146mg/dL）に上昇したため来院した．

既往歴 高血圧，喫煙習慣あり

家族歴 父が糖尿病

検査所見 身長164.4cm，体重78.4kg（BMI 29.0），体脂肪率32.4%，血圧122/80mmHg，HbA1c 10.2%，随時血糖167mg/dL，尿ケトン（−），尿蛋白（−），肝機能正常，TC 176mg/dL，LDL-C 132mg/dL，HDL-C 35mg/dL，TG 100mg/dL，Cr 98mg/dL，eGFR3 62mL/min，尿中アルブミン7.3mg/gCr，神経障害なし，網膜症なし，心電図・胸部X線は異常なし，頸動脈プラークあり

臨床経過 妻を交えて栄養相談を行い，食事療法を守ることの重要性を話した．血糖が改善してくると運動についても興味を持つようになり，自身で散歩を始めた．血糖改善および肥満改善効果を実感すると，患者はさらに雨の日でもできる運動や筋力アップも考えるようになった．栄養士の勧めもあって運動処方後，運動教室に通い始めた．HbA1cは3か月で5%台に改善し，体重・体脂肪量は減少，除脂肪量は維持した．しかし，最近は運動教室に通う回数が減り，夜に時々間食もするようになり，栄養相談で修正を図っている（図3）．

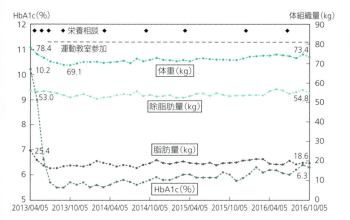

• 図3 食事・運動療法のみで治療している男性例

主要症候

　糖尿病の症状は，①血糖が非常に高値のとき，②インスリン作用不足が顕著であるとき，③慢性合併症が進行している時に出現する．それ以外は自覚症状に乏しい．血糖管理があまり良好でなくても極端に高血糖でなければ無症状であるため，病識を持ちにくい病気といえる．

　糖尿病になると，インスリンの作用不足により，細胞内ではブドウ糖の取り込みと利用が障害され，行き場を失ったブドウ糖が血中で過剰に余った状態（高血糖）になる．①高血糖状態が顕著な場合，浸透圧利尿から「多尿」となり「口渇」を訴え，脱水を補うために「多飲」になる．ブドウ糖の利用障害を補うために「過食」になるが，細胞内で使われないため「易疲労感」，「体重減少」が起こる（図1）．②インスリン作用不足が顕著な場合はケトン体産生が過剰になり，「ケトアシドーシス」，「悪心・嘔吐・腹痛」，「高度脱水」，「電解質異常」をもたらして「高血糖性昏睡」を起こす．この症状はインスリン欠乏した未治療または治療中断時の1型糖尿病患者でよくみられる．未治療であれば高血糖を伴うが，不十分でもインスリン治療中では必ずしも高血糖でないままケトアシドーシスに陥ることもあるので注意する．治療によりインスリン欠乏が改善し，血糖値が低下するとこれらの症状は速やかに治まる．

　一方，糖尿病における慢性合併症は不十分な糖尿病管理をしていると徐々に進行する．その特徴は，全身に及ぶこと（図2），次第に進行するが，進行状況を自覚できず，一

定程度以上進行して初めて障害臓器の症状（上述③）が出現し，最終的にQOLが大幅に低下するか死に至る点である．したがって定期的な合併症チェックは必須である．

初期対応のポイント

a. 問診・診察のポイント

〈問診〉下記の内容を総て聞き取る．上述①②のような急性期には重要な問診を優先的に行う．治療しながら問診項目を埋めていくこともある．問診は成因や病態の鑑別でも非常に重要であり，疎かにすべきではない．

- 受診目的あるいは主訴
- 受診のきっかけ: 健康診断・人間ドック，他院からの紹介，自覚症状，他疾患診療時など
- 症状:（症状①②③）
- 現病歴: 糖尿病指摘時期，治療・通院歴，栄養相談歴，教育入院歴，眼科受診歴
- 既往歴・併発症: 高血圧・脂質異常症・心血管疾患・脳血管疾患・足壊疽・膵臓病，肝臓病，胃切除，内分泌疾患など
- 薬物治療歴
- 家族歴: 特に糖尿病
- アレルギー歴: 薬・食品など
- 体重歴: 20歳時体重，最大体重とその時期，痩せ始めた時期
- 妊娠・出産歴（妊娠・出産時の異常，巨大児出産の有無）
- 嗜好: 喫煙歴，飲酒歴，菓子・果物・糖が含まれる飲食物の摂取習慣など
- 仕事: 職種・内容・仕事時間
- 生活: 食事（1日の回数と時間，量，食事内容，間食，欠食の有無，外食・中食の頻度），運動（種類・量・頻度），睡眠時間
- 主な調理者，同居者，キーパーソン

〈診察〉通常の内科診察を丁寧に行う．

b. 検査と診断のポイント

〈診断のための検査〉血糖値，HbA1c，状況により糖負荷試験を行う．

〈病型・病態を判断する検査〉尿ケトン・血中ケトン体，1型を疑う場合はGAD抗体やIA2抗体を測定する．インスリン分泌状態は糖負荷試験でのインスリン分泌指数[1]や，空腹時または食後2時間のC-ペプチド（CPR）やC-ペプチドインデックス（CPI）で，インスリン抵抗性は空腹時IRI，HOMA-R（インスリン未使用時でFPGが高値でない

場合)[1] で判断する．また，その他の疾患を見逃さないために腹部エコーなども行う．

〈血糖管理のための検査〉 通常，血糖値（空腹時，随時の血糖値）と HbA1c を同時に測定する．平均血糖を HbA1c で，血糖変動は随時血糖で観察することが広く行われている．HbA1c は食後高血糖や短期間の血糖変化は反映されず，赤血球寿命にも影響されるので，血糖値と乖離がある場合はグリコアルブミン（GA：正常値 11〜16%）か 1,5 アンヒドログルシトール（1,5AG：正常 14.0μg/mL 以上）を測定して確認する．

〈糖尿病の管理上重要な他の検査〉 糖尿病は全身にわたる病気のため，血糖管理だけでなく，体重（できれば体組成・体成分も），血圧，脂質も管理する．

〈合併症把握のための検査〉 網膜症は眼科，歯周病は歯科に依頼する．腎症については eGFR，尿定性，尿中アルブミンで評価する．神経障害は早期から出現するが，特有の自覚症状（両下肢の足先から始まって左右対称性にゆっくり進行し，主に夜間など安静時に感ずる痛み，痺れ，感覚異常など），両側アキレス腱反射，両側内顆の振動覚などで判断する．大血管障害の合併については，心電図，胸部 X 線，血圧脈波検査装置や頸動脈エコーで確認する．貧血や肝機能のチェックも行う．腹部エコーを行い，特に脂肪肝，膵炎，悪性腫瘍を見逃さないようにする．高齢者では認知症のチェックもする．自院で行えない検査は他施設への依頼，またはがん検診・人間ドックを勧める．

治療

治療の目標は健康な人と変わらない日常生活の質（QOL）の維持と健康な人と変わらない寿命の確保であり，その達成のためには血糖だけでなく，体重，血圧，血清脂質の管理が求められる．一方，血糖コントロール目標は，年齢，認知機能，身体機能（基本的 ADL や手段的 ADL），併存疾患，患者の特徴や健康状態，余命，QOL などを総合的に考慮して個別に柔軟に設定する[1]．

糖尿病における薬物療法は最近非常に進歩してきたが，生活療法（非薬物療法）も行わなければ糖尿病管理はできない．生活療法には，「栄養・食事」，「運動・身体活動」，「休養・睡眠」，「生活リズム」を正し，「ストレス管理」，「飲酒制限」，「禁煙」，「口腔ケア」を行うことを含む．これら総てをより良くする（行動変容する）のは患者自身である．したがって，糖尿病や健康にとって望ましい管理とは何かを十分説明し，患者自らがそれを理解し，少しずつ行動変

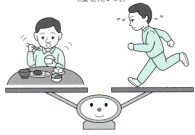

・図4 摂取カロリーの考え方

容してもらう必要がある.

a. 食事療法

食事療法を適切に行うと,インスリン作用不足が緩和され,食後血糖が改善し,体重,血圧,脂質の改善にもつながる.摂取エネルギー量は,成人の場合は標準体重（kg）（=身長（m)^2×22）と身体活動量から求める)[1]が,性,年齢,肥満度,ライフスタイル,合併症の有無なども考慮に入れる.肥満患者では摂取エネルギー量が消費エネルギー量を下回るようにし,体重を維持したい時は消費エネルギー量と摂取エネルギー量が日々ほぼ同等になるように指導する（図4).炭水化物の摂取エネルギー比率は50〜60%とし,脂質や蛋白質の摂取エネルギー比率,脂肪酸摂取比率,ビタミン,ミネラル,食物繊維も適正化し,コレステロール量,食塩量は少なめにする.

実際には,患者個々の実生活を把握し,実現可能なアドバイスする.経験のある栄養士による栄養相談が最も望ましいが,医師や他のメディカルスタッフが代行する場合もある.よく使われるツールと簡単なアドバイスを列挙した（表2).よく噛んで時間をかけて食べる以外に,食べる順序も重要である.食物繊維の多い野菜・海藻・キノコや主菜としての蛋白食品を主食より前に摂る方が食後のインスリン過剰分泌をなくし,食後血糖が改善しやすい.

外食や出来合い食品（中食）は,油脂や炭水化物が多く,カロリーが多い割に食物繊維が極端に少ない.つまり,栄養学的にアンバランスで濃厚な味付けのため,塩分,脂肪,果糖,蔗糖の量が多い.それらはそれぞれ高血圧,高コレ

• 表2 栄養相談時のツールとワンポイントアドバイス

【栄養相談時の各種ツール】

1. 食品交換表を使う方法: 秤で食材を計量し, カロリー計算するのに便利.
2. 6つの食品グループに分ける方法: 食品交換表からの引用で, 主食や主菜, 副菜の各グループを確認し, 同じグループでのみ交換可能とする.
3. 手ばかり栄養法: 蛋白質は両手のひら1杯/1日, 野菜は生で手のひら1杯/1食, ご飯は両手のひらで包めるくらいの茶碗1膳/1食などと指示する方法.
4. 決められた仕切りのある弁当箱やお皿に取り分ける方法.
5. 最も簡単な方法: 主食 (ご飯・パン・うどんなど), 主菜 (魚・肉・大豆製品・卵・チーズなど), 副菜 (野菜・海藻・きのこなど) を毎食 (朝・昼・夕) 必ずそろえるように促す方法.

【栄養相談のワンポイントアドバイス】

・朝・昼・夕の三食はきちんと食べる.
・ゆっくりよく噛んで, 腹八分目にする.
・野菜 (いも類やかぼちゃは除く)・海草・きのこをたくさん食べる.
・油の多い揚げ物, ラーメン, カレーなどに注意し, 油の摂取量を減らす. 特に, 動物性脂肪を多く含む食品を避ける. 油を使用しない料理法 (焼く, 蒸す, 煮る, ゆでる) を活用する.
・濃い味付けには好ましくない成分が多く含まれるので薄味に慣れてもらう.
・アルコール, 菓子類, ジュースなどはカロリーが多い割に栄養バランスが悪いので控える.
・果物の過剰摂取に注意する.
・健康のためと思って摂っている食べ物, 飲み物, サプリメントにも注意する.
・夏場のスポーツドリンクとアイス類, 冬場の喉飴に注意する.

ステロール血症, 高TG血症, 高血糖につながりやすく, 内臓肥満を助長し, インスリン抵抗性の増大につながる. 外食の場合, 一部は残し, 野菜も加えて摂る. 中食の場合, 手作りの料理を添えてバランスを整える.

糖尿病患者には「極端な糖質制限」はすべきでないが, カロリー制限が難しい場合においては「緩やかな糖質制限」を許可する場合がある. しかし, 合併症の進行した患者, 妊婦, SGLT2阻害薬服用中では注意が必要である.

インスリン治療中で低血糖予防のための「補食」は指示することがあるが, 「間食」はできるだけ避ける. 食事療法が糖尿病の基本療法であり, かつ, 常に治療の根幹をなすものであることを伝えて十分な理解を得ること, 身体活動量を無視した食事制限や患者にとって実現不可能な食事の摂り方を強要しないこと, 症例に示すように, 栄養相談には卒業がなく継続して受けたいと思わせることがコツである.

b. 運動療法

運動療法は血糖改善やインスリン抵抗性改善という面から糖尿病患者にとって基本療法であるが, 実は万人にとっても運動を含む身体活動は必要である (表3). 1日の総エ

• 表3　運動療法の効果

● 心身に望ましい効果があらわれる

代謝改善	インスリンの働きを良くする（インスリン抵抗性改善） 血糖，脂質，血圧が改善する 内臓脂肪や異所性脂肪が減る
健康寿命延伸	循環が良くなり，動脈硬化を防止する がん予防，認知症予防・治療ができ，寿命が延びる 体力がつき，骨や筋肉も強くなり，サルコペニア，ロコモを防止する 感染や病気に強くなる（防衛体力がつく）
精神効果	毎日，ぐっすり眠れるようになる 気分が晴れ晴れとし，ストレスが発散できる 脳の働きも活発になる 自信が生まれ，強い心がはぐくまれる

● 行動の範囲が広がることで，多くの体験ができる

• 表4　運動時の注意事項

・運動を安全かつ効果的に実施するためには，メディカルチェックは必須である．できればフィジカルチェックも行った上で，個別の「運動処方」をする．
・最も重要なことは強度を制限することである．合併症があまりなく身体活動習慣がある人では60％程度，合併症が比較的進行している人や運動習慣がない人は40％程度の強さにとどめる．
・運動時強度にあった脈拍数はKarvonenの式：[（220−年齢（歳））−安静時心拍数（/分）]×運動強度（％）+安静時心拍数（/分）で求めるが，それだけに頼らず，自覚的運動強度（RPE）で，「それほど楽ではないが，ややきつくも感じない」程度の自覚的運動強度に制限する．
・運動に適した衣服，靴下やウォーキングシューズを身につけ，汗をぬぐえるタオルも持参する．
・運動する環境には注意を払い，寒冷環境下または暑熱環境下を避ける．
・準備運動，整理運動を励行する．
・運動の前・中・後の水分補給の必要性を十分説明する．
・網膜症が不安定な場合，網膜内の血流を変化させるような息こらえや強い運動，頭を下に押し下げる運動は，網膜症を悪化させる可能性がある．
・インスリン欠乏状態ではさらなる高血糖やケトーシスなど，代謝状態の不安定化をもたらす．
・インスリンやインスリン分泌促進剤を使用している場合では，低血糖は運動中や直後以外に，遷延性にも起こることがある．必ず，低血糖時の糖類や補食を用意しておく．
・運動開始前のインスリンは原則として腹壁へ注射する．運動量の多い場合は，予めインスリン量を減量したり，運動前・中に捕食を摂るなどの注意が必要である．
・その日の体調に合わせて運動を加減する．
・神経障害がある場合は足に負担のかからない運動を，腰椎や下肢に整形外科的な疾患があるときは，障害か所に負担はかからない水中歩行などの運動を勧める．
・運動は，いつでも，どこでも，一人でも，室内でも行える運動が基本となるが，合併症のある人，高齢者，低血糖昏睡の既往のある人は，家族，友人などと一緒に運動することを勧める．
・万歩計や消費カロリー測定器を身につけ，運動日誌もつける．
・食事療法が伴わなければ十分な運動効果が得られないことを理解してもらう．

ネルギー消費量は，基礎代謝量＋食事誘発性熱産生＋身体活動量で示され，身体活動量は，運動＋生活活動で示すことできる．

糖尿病で期待される運動効果は，血糖改善，脂質代謝改善，血圧改善，動脈硬化防止などで，この目的であれば，時間帯は関係なく週 3〜4 回定期的に行えばよい．また，肥満改善のためには中等度強度の有酸素運動を主体に運動量（強度×時間）を増やす．ある時間帯の血糖を下げることも可能で，一般に食後早期に運動を行うと食後血糖を是正しやすい．筋萎縮や寝たきり防止には，無理のないメニューで，柔軟性と不足しがちな筋力強化に重点をおく．

運動開始前には必ずメディカルチェックを必ず行う．病型が 1 型か 2 型か，インスリン依存状態か否か，血糖コントロール状況，罹病年数，肥満度，年齢，合併症・併存症の有無や程度，骨関節障害などを総点検する．安静時心電図で異常がない場合でも虚血性心疾患が潜在する可能性があるので，本人が強めのスポーツや労働を希望する場合や，心電図，頸動脈エコー，ABI などで異常がある場合には循環器科的精査をすべきである．フィジカルチェックで基礎的な体力や関節可動域などを知り，無理な種類や強さの運動で事故や障害が起こらないようにすることが望ましい．

患者の病状，身体活動状況，希望を考慮した上で，運動処方をする．運動処方とは，運動の種類，強さ，時間，頻度，時間帯を具体的に決めることである．有酸素運動，軽強度の筋力運動（レジスタンス運動），ストレッチングなどの柔軟運動を組み合わせて指示するが，実際に運動するのは患者本人であるので，その時々の患者の思いを聴き，前熟考期，熟考期，準備期，実行期，維持期の各変化ステージを判断して対応する．

c. その他の生活療法

① 睡眠・休養：睡眠・休養は重要である．仕事やテレビ・ゲームなどで夜遅くまで起きている人は夜食を摂ることが多い．睡眠前の食事は肥満しやすい上に，朝の欠食につながりやすい．

② 生活リズム：朝日を浴び，3 食の食事を摂ることで時計遺伝子が有効に作動し，脳，神経，ホルモン，細胞の働きがより良く調節される．食事を摂った後には身体活動を行い，食後十分時間が経ってから休息をとる（食べて→動いて→休む）方が血糖の平坦化には役に立ちやすい．さらに総カロリーが同じでも朝食が少なく夕食が多いと高血糖を招くことが知られている[3]．

③ ストレス: 糖尿病患者では，糖尿病発症，治療・療養上の制限，医療費，生活管理の難しさ，血糖コントロール状況の悪化，合併症進行，予後の悪化，社会的立場の喪失などで，ストレスに晒されやすく，うつ状態に陥りやすいので，生活面のアドバイスや心理的サポートも重要となる.

④ 喫煙習慣: 喫煙は健康にとって百害あって一利もない. 糖尿病の発症や病状悪化，合併症進行にも関与するので禁煙を勧める.

⑤ 口腔ケア習慣: 糖尿病と歯周病には相互関係がある. 咀嚼機能は食事療法遂行に欠かせないため，歯を失わないように歯科受診と口腔ケアを勧める.

生活上の問題は，長い間の生活習慣，おかれている社会環境，正しい健康情報の欠如，間違った信条などに基づいて患者の心身に染みついたものである. 頭ごなしに否定すると信頼関係を失うので，患者の気持ちを理解しながら改善の必要性を患者自ら気づけるように支援する.

覚えておくべき疾患概念

糖尿病は『インスリン作用不足による慢性の高血糖状態を主徴とする代謝疾患群』と定義され，インスリン抵抗性とインスリン分泌不全の評価により薬物治療も選択される.

糖尿病合併症の発症機序は複数あるが，中でも蛋白の糖化変性（グリケーション）は重要である. ブドウ糖や果糖などのアルデヒドを有するか，体液中で変換されてアルデヒド基を持つ糖類は生体の蛋白と非酵素的に結合して変性させるだけでなく，生体内で活性酸素を産生する.

2型糖尿病の診断には一定の基準を満たす必要があるが，IGTや食後一過性の過血糖が認められる場合も生活改善を促しフォローする必要がある

参考文献

1) 日本糖尿病学会, 編. 糖尿病食事療法のための食品交換表 第7版. 文光堂; 2013.

2) 日本糖尿病学会, 編. 糖尿病治療ガイド 2016-2017. 文光堂; 2016.

3) Jakubowicz D, Wainstein J, Ahrén B, et al. High-energy breakfast with low-energy dinner decreases overall daily hyperglycaemia in type 2 diabetic patients: a randomised clinical trial. Diabetologia. 2015; 58(5): 912-9.

〈栗林伸一〉

V 重要な代謝疾患

1-2 2型糖尿病の薬物療法

緊急度 ☆☆★ **頻度** ★★★

① 2型糖尿病の治療は薬物療法をしていても食事運動療法（生活療法）がとても大切.
② 病態を考えて薬物を選択する.
③ 低血糖の正しい知識を教育する（過度に恐れず，でも甘くみない）.
④ 経口薬でコントロールが難しければ，インスリン導入をためらわない.
⑤ 加齢，合併症・認知症の進行などに伴い薬の内容を見直す.

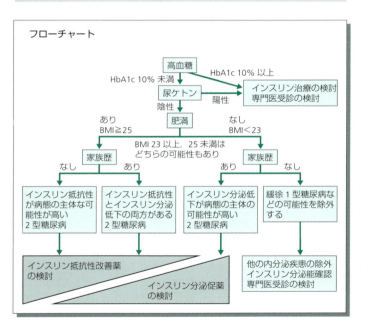

症例

40代，男性
主訴 特になし（健康診断で糖尿病を指摘された）
現病歴 入社時と比較して体重が約20kg増加. 2年前より血糖が高いと言われたが放置していた. 今年の健康診断を受診した際にHbA1c 9%で糖尿病と診断され，内科外来を受診した.
既往歴 特になし

家族歴 父が糖尿病（インスリン治療中）

身体所見 170cm, 85kg（BMI 29.4）, 下腿浮腫なし, 両足背動脈触知可能, 膝蓋腱反射正常, アキレス腱反射やや減弱, 足白癬. 網膜症なし

検査所見 HbA1c 9.2%, 随時血糖 180mg/dL, 尿蛋白陰性, 尿糖陽性, アルブミン尿陽性

眼底所見 糖尿病網膜症の所見なし

治療経過 外来にて医師の診察とともに栄養士による食事指導, 看護師による療養指導を受けた. 1か月に1〜2kgの減量を目標に, 食事運動療法に取り組んでもらった結果, 体重は3か月で3kg減少し, HbA1c が8.0%まで改善した. 血糖コントロールが不十分なために, メトホルミン（メトグルコ）を750mg 3×の薬物治療を開始した. その後, メトホルミンを1500mg 3×, 2250mg 3×と段階的に増量したところ血糖コントロールが6.8%まで改善した.

1) 2型糖尿病の薬物療法のポイント

a. 病態を考える

薬物を選択する際には, 病態を考える. インスリン分泌の低下とインスリン抵抗性についてどちらが高血糖の原因として比重が大きいか検討する.

●インスリン分泌低下を疑うとき

糖尿病の家族歴がある場合や, 肥満がないのに糖尿病ならばインスリン分泌低下を疑う.

空腹時 C-peptide 値<0.6ng/mL はインスリン分泌が低下していてインスリン注射による治療が必要な場合が多い.

●インスリン抵抗性を疑うとき

肥満はインスリン抵抗性をもたらす.

空腹時の血中インスリン値が 15μU/mL 以上の場合にはインスリン抵抗性を疑う.

b. 病態を考えて薬剤を選ぶ

「病態に合わせた薬物療法」を行うために, おおまかにフローチャートのような流れでインスリン分泌促進系の薬を選ぶかインスリン抵抗性改善系の薬を選ぶか, 検討すると良い. 実際には, ほとんどの症例でインスリン分泌低下とインスリン抵抗性, 両方の要素を併せ持つことが多いので, 作用機序の異なる複数の薬を用いて治療していくことが多い.

「病態に合わせた経口血糖降下薬」の図1を参考にするのも良い. しかし, この分類には GLP-1 受容体作動薬が入っておらず, また体重に対する影響についても記載がない.

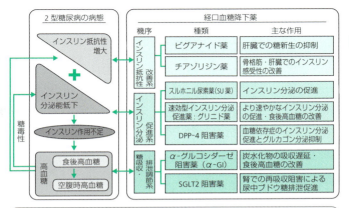

- 図1　病態に合わせた経口血糖降下薬の選択

(日本糖尿病学会, 編. 糖尿病治療ガイド2016-2017. 文光堂; 2016. p.31より)

作用機序	体重に及ぼす影響		
	減りやすい	⇔	増えやすい
インスリン分泌不全を補う	GLP-1受容体作動薬	DPP-4阻害薬 グリニド薬	スルホニル尿素薬 インスリン
インスリン抵抗性改善系		ビグアナイド薬	チアゾリジン薬
糖吸収・排泄調整系	SGLT2阻害薬	α-グルコシダーゼ阻害薬	

- 図2　病態と体重への影響を考慮した治療薬の選択

作用機序と体重への影響について検討する場合には図2も参照すると良い.

2) 薬物選択に迷ったら，糖尿病の薬物療法のどこが難しいのか，を整理する

糖尿病の薬物療法は難しい．しかし，難しさの理由を整理して理解すれば，苦手ではなくなる．

a. 糖尿病の治療薬の選択肢が多くて……でも大丈夫

薬剤クラスは多いが，作用機序で分けると「インスリン分泌促進系」「インスン抵抗性改善系」「糖吸収」「排泄調整」の四種類だ．作用機序別に薬を分類して，それぞれの薬剤の特徴を把握すればよい．

b. 糖尿病の薬物療法は，予測通りにいかないことも

薬の作用機序を理解して，病態を考えて薬物を選択する．理屈にかなった治療をしているようであるが，予測通りにいかないこともある．なぜなら，病態は必ずしも単純ではなく，また糖尿病の治療には生活習慣が大きく影響するからである．

体重の変化，生活習慣の変化の有無，服薬コンプライアンスの状況，他の疾患の影響などさまざまな要素について診察の際に患者から聴取して，HbA1c や血糖値とともに，ときには血中インスリン濃度やCペプチド濃度を測定しながら，新たに処方した薬剤の効果を類推するしかない．個々の患者における薬剤効果の予測や効果判定は糖尿病専門医にも難しい場合がある．

c. 有効性と安全性の予測が難しい

薬剤の有効性と安全性のデータは臨床試験成績の結果からわかる．しかし，これは被験者を集団としてみた場合の成績である．個々の患者においてみな臨床試験成績通りにいくわけではない．

安全性についても同様である．臨床試験の副作用の発現率が1%としても，個々の患者にとっての副作用は出るか，出ないか，である．また薬剤の副作用か，偶然新規薬剤投与開始後に起きた事象か，の見極めは難しいこともある．

d. 糖尿病の薬物療法は専門医でも難しい

以上からわかるように，糖尿病の薬物療法の効果は予測通りでないこともあり，ある程度予想をたてて処方するものの，実際は投与してみなければ効果はわからない．少しでもその効果を正確に予測するために病態を考えて薬剤を選択するのである．

3) 糖尿病の薬物療法を上手に実践するには

糖尿病の薬物療法は患者への説明が不足だと低血糖など患者を危険にさらすことがあり，また患者との信頼関係をなくすリスクがあるから難しい．新たな薬物治療を開始する際に大切なことは何だろう．

① 薬の作用機序，期待しうる作用，懸念すべき副作用や注

意点，薬剤の選択理由の患者への説明.

② 食事運動療法を継続しなければ，薬剤の効果が HbA1c に反映されないので，食事運動療法を続けられるように支援する.

③ 薬の効果判定には 2〜3 か月観察をするが，ときに薬剤が無効と思われる症例がある．予測が難しく，無効と思われる場合にはその薬剤の使用を中止することもある，と患者にあらかじめ説明をしておく.

④ 服薬開始後，起こりうる副作用を説明し，様子がおかしいと思ったら受診して相談するように，患者に話す.

⑤ 新たに薬を処方する際には少量から開始し，効果が不十分なら増量していく.

⑥ 加齢，合併症の進行などに伴い，ときには血糖コントロール目標を再検討し，低血糖を起こさないように減薬するタイミングを逸しないことも重要.

4）経口血糖降下薬

a. インスリン分泌不全を補う薬

① DPP-4 阻害薬

シタグリプチン（ジャヌビア，グラクティブ），ビルダグリプチン（エクア），アログリプチン（ネシーナ），リナグリプチン（トラゼンタ），テネリグリプチン（テネリア），アナグリプチン（スイニー），サキサグリプチン（オングリザ），トレラグリプチン（ザファテック），オマリグリプチン（マリゼブ）

●期待される有効性

臨床試験では HbA1c を平均で 0.8〜1% 下げる，という成績が多い．単独で使用する限り重篤な低血糖は起きない.

●懸念される副作用

SU 薬やインスリンと併用する際には低血糖に注意する（SU 薬やインスリンを減量してから併用することを検討）[1].

●作用機序

腸管から分泌されるインクレチンホルモン（GLP-1，GIP）には膵β細胞を刺激してインスリン分泌を促進する作用がある．2 型糖尿病患者では，血糖を上昇させるグルカゴンの分泌が亢進しているが，インクレチンホルモンにはグルカゴン分泌抑制効果もある．しかし，生理的にインクレチンホルモンは DPP-4 という酵素によって失活してしまうため，半減期は数分しかない．そこでこの DPP-4 を阻害して内因性のインクレチンホルモンの作用を強め，インスリン分泌を促進させるのが DPP-4 阻害薬の作用機序で

ある．インクレチンホルモンによるインスリン分泌促進は血糖値依存的，つまり血糖値が高いときのみ作用するため，低血糖が起こりにくい．治療に伴う体重増加は起きにくい．

DPP-4 阻害薬は上記のように単独で使われる場合には重篤な低血糖はほとんど起こらないが，スルホニル尿素（SU）薬やインスリンを併用した場合に重篤な低血糖を起こすことがあるため，注意を要する．

②スルホニル尿素（SU）薬

グリベンクラミド（オイグルコン），グリクラジド（グリミクロン），グリメピリド（アマリール）など

●期待される有効性

HbA1c 低下作用は用量依存性に比較的強い．

●懸念される副作用

低血糖．少量投与でも低血糖をきたすことがあるので，腎機能の低下した症例や高齢者においては特に注意が必要．食事・運動療法を守れていない場合には，体重増加をきたしやすい．高用量使用しないことで重篤な低血糖のリスクは多少軽減できる．

●作用機序

膵 β 細胞膜の SU 受容体に結合してインスリン分泌を促進する．SU 薬に追加して DPP-4 阻害薬の併用を開始する際には低血糖に注意して高用量で使用している SU 薬は減量を行う．

③速効型インスリン分泌促進薬

ナテグリニド（ファスティック），ミチグリニド（グルファスト），レパグリニド（シュアポスト）

●期待される有効性

HbA1c 低下作用は用量依存性に比較的強い．食後血糖の改善が期待できる．

●懸念される副作用

低血糖．SU 薬よりは低血糖頻度が少ない．

●作用機序

膵 β 細胞膜の SU 受容体に結合してインスリン分泌を促進するが，SU 薬に比べて吸収と血中からの消失が速い．低血糖に注意が必要だが，作用時間が短いので低血糖の頻度は SU 薬より低い．

毎食直前の服薬が必要となるためアドヒアランスが不良なこともある．

b. インスリン抵抗性改善薬

①ビグアナイド薬

メトホルミン（メトグルコ），ブホルミン（ジベトス）

●期待される有効性

低血糖を伴うことなく，肥満がなくても有効な場合が多い．用量依存性の血糖降下作用が期待できる．

●懸念される副作用

頻度は少ないものの，重篤なものとして乳酸アシドーシスがある．禁忌（肝不全，腎不全，心不全，呼吸不全，大量飲酒，全身感染症）[2] に投与しなければ，実際はほとんど起きない（約2〜3人/10万人/年）．乳酸アシドーシスの予防として，嘔吐・下痢など脱水状態になるときは，休薬する．またヨード造影剤投与前後約2日間は休薬する（緊急造影検査の必要時は造影前の休薬ができない場合もある）．

比較的頻度の高い副作用は下痢である．少量から漸増し，下痢が生じる場合にはメトホルミンの投与量を減量する．ときに水様性下痢となり少量でも服用困難な症例もある．

●作用機序

肝臓での糖新生抑制が主な作用だが，消化管からの糖吸収抑制や末梢組織でのインスリン感受性改善などの作用もある．体重も増えにくい．

アメリカなど肥満を背景とする糖尿病患者の多い国ではビグアナイド薬は治療薬の first choice となっている[3]．日本人でも禁忌でなければビグアナイド薬を first choice の候補にするとよい．

②チアゾリジン薬

ピオグリタゾン（アクトス）

●期待される有効性

インスリン抵抗性改善を介して血糖が下がる．単独で使われる場合には低血糖がほとんど起きない．

●懸念される副作用

水分貯留・浮腫をきたしやすいので，心不全の患者には使用しない．

体重増加をきたしやすいので食事療法に留意しながら処方する．

●作用機序

核内受容体の PPARγに結合し，インスリン感受性や脂肪細胞分化などに関わる遺伝子を発言させ，インスリン感受性や脂質代謝などを改善する．

a. 糖吸収調節系

α- グルコシダーゼ阻害薬 (α-GI)

アカルボース (グルコバイ), ボグリボース (ベイスン), ミグリトール (セイブル)

●期待される有効性

食後血糖を上昇しにくくする. 単剤で治療している限り, 低血糖はほとんど起きない.

●懸念される副作用

腹部膨満感や放屁, 下痢などがみられるが, 1〜2 か月の服用期間中にこれらの症状は改善することが多い.

●作用機序

食直前に服用し, α-グルコシダーゼを阻害することにより糖の吸収を遅らせ食後血糖を上昇しにくくする. SU 薬やインスリンなどと併用する場合に起きうる低血糖の際には二糖類であるショ糖ではなくブドウ糖で対応する必要がある.

b. 排泄調節系

① SGLT2 阻害薬

イプラグリフロジン(スーグラ), ダパグリフロジン(フォシーガ), ルセオグリフロジン (ルセフィ), トホグリフロジン (テベルザ, アプルウェイ), カナグリフロジン (カナグル), エンパグリフロジン (ジャディアンス)

●期待される有効性

血糖低下および体重低下作用

●懸念される副作用

浸透圧利尿による頻尿, 多尿, を生じるため脱水状態にならないように水分補給を行うことを指導する. また尿路感染症や性器感染症をきたしやすくなることを患者に説明する.

●作用機序

近位尿細管でのブドウ糖の再吸収を抑制することで尿糖排泄を促進する.

5) 注射薬療法

① GLP-1 受容体作動薬

リラグルチド (ビクトーザ), エキセナチド (バイエッタ, ビデュリオン, 1 日 2 回投与, 週 1 回投与), リキシセナチド (リキスミア), デュラグルチド (トルリシティ)

●期待される有効性

臨床試験では HbA1c を平均で約 1〜1.5%下げる, という成績が多い. 薬剤の食欲抑制効果により体重が減少する場合もあるが, 食事運動療法の継続も必要. 併用できる経

口血糖降下薬やインスリンは各薬剤で異なる.

●懸念される副作用

SU 薬やインスリンと併用する際には低血糖に注意する（SU 薬やインスリンを減量してから併用することを検討）[1].

●作用機序

DPP-4 阻害薬の項でとりあげたインクレチンホルモンの一つ，GLP-1 は内因性インスリン分泌を促進するとともに血糖上昇の一因となっているグルカゴン分泌を抑制する．半減期が数分である GLP-1 の構造式を修飾して半減期を長くしたものが GLP-1 アナログである．インスリン分泌促進作用は DPP-4 阻害薬よりも強く，さらには食欲抑制効果もあるため，体重増加を促す SU 薬やインスリン注射薬の欠点を補う薬として期待がよせられた．食欲抑制により体重が減少する症例もみられるが，悪心・嘔吐などの副作用がみられる場合もあるので注意が必要．短時間作用型のエキセナチド，リキシセナチドは胃排泄遅延作用により注射時の食後血糖をよく下げる.

週 1 回製剤は 2 種類ある．徐放化することにより有効性を維持させたエキセナチド週 1 回製剤と，半減期を長くすることにより注射間隔をのばしたデュラグルチドである.

②インスリン療法

1 型糖尿病などインスリン依存状態にある患者の場合には絶食状態でもインスリンを必要とし，インスリン注射の誤った中断は重篤なケトアシドーシスに陥り生命の危険に陥る．対応を迷うときには専門医にコンサルトを.

2 型糖尿病のようにインスリン非依存状態の病態で，経口血糖降下薬でコントロールがつかない場合には経口薬と併用して持効型インスリン 1 日 1 回投与でインスリン治療を開始することが多い.

【持効型】

（ランタス，レベミル，トレシーバ，ランタス XR，グラルギンバイオシミラー）

皮下注射後緩徐に吸収され，作用発現が遅く，1 日またはそれ以上に持続的な作用を示す．経口血糖降下薬で血糖コントロールが不十分な場合に，経口剤を継続しながら 1 日 1 回の注射でインスリン治療を追加する場合などに，よく使われる.

【超速効型】

（ヒューマログ，ノボラピッド，アピドラ）

皮下注射後の作用発現までの時間が短い（10〜20 分），

最大作用発現時間は 30 分〜3 時間，持続時間が 3〜5 時間と短い．食直前に注射すればよい．

【混合型】

（ヒューマログミックス 25，ヒューマログミックス 50，ヒューマリン 3/7，ノボラピッド 30 ミックス，ノボラピッド 50 ミックス，ノボラピッド 70 ミックス，ノボリン 30R）

超速効型または速効型インスリンと中間型インスリンをさまざまな比率で混合してある．混濁しているため，注射前によく混和する必要がある．

【配合溶解】

（ライゾデグ）

ノボラピッドとトレシーバを 3：7 の割合で配合した製剤．2 種類のインスリンが配合されているが無色透明で注射前の混和が不要．

【速効型】

（R）

レギュラー（R）インスリンともよばれ，皮下注射のほか，筋肉内注射や静脈内注射もできる．皮下注射する場合には作用発現まで 30 分程度の時間を要するため，超速効型が発売されるまでは患者は食事 30 分前にインスリンを打っていた．最大作用時間は 1〜3 時間，持続時間が 5〜8 時間．超速効型インスリンが発売されてから，食前投与のインスリンとして使用される頻度は低い．

【中間型】

（N）

持続化剤として硫酸プロタミンを添加している．混濁しているため，注射前によく混和する必要がある．持効型インスリンが発売されてから，中間型インスリン製剤はあまり使われなくなってきている．作用発現までの時間は 30 分〜3 時間，最大作用発現時間は 2〜12 時間，持続時間が 18〜24 時間．

専門医に紹介すべきタイミング・病態

薬剤追加で血糖コントロールが改善しない

インスリンを増量しても体重ばかり増加して血糖コントロールが改善しない

低血糖が頻回だが HbA1c が高値

糖尿病治療薬の種類が多く，整理したい

糖尿病の初期教育

急性合併症（糖尿病ケトアシドーシス，高血糖高浸透圧性症候群，意識を消失する低血糖）

など

覚えておくべき疾患概念	2 型糖尿病は，先天的要因（遺伝）と後天的要因（肥満，生活習慣）の両方が発症リスク
	糖尿病は仲良く一生付き合っていく病気．生活習慣に配慮した毎日で一病息災．
	診断も治療も，先手必勝．早期発見，早期治療．そのためには，血糖測定！

参考文献

1) 日本糖尿病学会, 編. 糖尿病治療ガイド 2016-2017. 文光堂; 2016.
2) 「インクレチン（GLP-1 受容体作動薬と DPP-4 阻害薬）の適正使用に関する委員会」から http://www.fa.kyorin.co.jp/jds/uploads/photos/797.pdf
3) メトホルミンの適正使用に関する Recommendation http://www.fa.kyorin.co.jp/jds/uploads/recommendation_metformin.pdf
4) Standards of Medical Care in Diabetes 2016: Summary of Revisions. Diabetes Care. 2016; 39 Suppl1: S4-5.

〈大西由希子〉

2 高尿酸血症・痛風

緊急度☆☆★　頻度★★★

POINT

① 高尿酸血症は，尿酸塩沈着症（痛風関節炎，腎障害など）の病因であり，血清尿酸値が 7.0mg/dL を超えるものと定義する．性・年齢を問わない．

② 痛風関節炎を繰り返す症例や痛風結節を認める症例は薬物治療の適応となり，血清尿酸値を 6.0mg/dL 以下に維持するのが望ましい．

③ 高尿酸血症は，高血圧，虚血性心疾患，糖尿病，メタボリックシンドロームなどの生活習慣病の有用な指標（マーカー）であるが，血清尿酸値を低下させてイベント減少を検討した介入試験は未施行である．

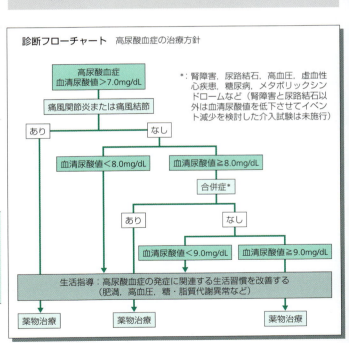

(日本痛風・核酸代謝学会ガイドライン改訂委員会. 高尿酸血症・痛風の治療ガイドライン第2版［2012年追補版］．メディカルレビュー社; 2012. p.81より)

症例

40代,男性
身長161cm, 70kg, BMI 27.0. 飲酒2~3合/日. 宴会の翌日に右足母趾の基部に腫れと痛みを生じて来院した. 痛みは持続性で激しく, 痛みのために靴が履けず, 歩行が困難であった. 診察では, 右第1中足指関節に膨張, 発熱, 圧痛, 発赤を認めた. 血清尿酸値9.4mg/dL. 右足患部の関節液中に尿酸ナトリウム結晶が認められた. ナプロキセン(ナイキサン)600mg 分3を処方し, 安静と患部の冷却, 禁酒を指導して帰宅. 2週間後には炎症はおさまり, 無症状になっていた. フェブキソスタット(フェブリク)10mg 分1より開始し, 血清尿酸値を見ながらフェブキソスタットを20mg→40mgとゆっくり増量し, 4か月後に血清尿酸値を5.7mg/dLまで低下させた.

高尿酸血症の臨床的意義

- 高尿酸血症は臨床的に2つの観点から考える必要がある. すなわち, 1つは痛風関節炎・腎障害をはじめとする尿酸塩沈着症(urate deposition disease)の原因としての高尿酸血症であり, 2つ目は種々の生活習慣病の病態において有用な指標(マーカー)としての高尿酸血症である(図1: 高尿酸血症の定義).
- 尿酸塩沈着症は体液中の溶解度を超える尿酸がナトリウムと尿酸塩を形成し, 析出・沈着することで発症するため, 高尿酸血症は血清尿酸の飽和濃度である7.0mg/dLを超えるものと定義されている. 血清尿酸値には明らか

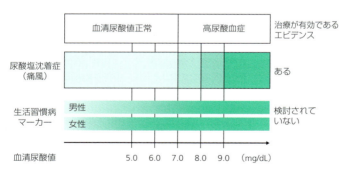

☐: 正常, ☐: 生活指導, ☐: 高血圧・虚血性心疾患・糖尿病・メタボリックシンドロームなどでは状況に応じて薬物治療を考慮, ☐: 薬物治療

・図1 高尿酸血症の定義
(日本痛風・核酸代謝学会ガイドライン改訂委員会. 高尿酸血症・痛風の治療ガイドライン第2版[2012年追補版]. メディカルレビュー社; 2012. p.30より)

な性差があり，男性は女性より高値であるが，血清尿酸の飽和濃度には男女差はないため，高尿酸血症の定義には性差は設定されていない．

●高血圧，虚血性心疾患，糖尿病，メタボリックシンドロームなどの種々の生活習慣病において血清尿酸値が臨床上有用なマーカーとなることが示されてきた．

●血清尿酸値の上昇に伴ってメタボリックシンドロームの頻度は増加することが示され，高尿酸血症はメタボリックシンドロームの診断基準には含まれていないが，周辺徴候であることが示唆されている．

●血清尿酸値がたとえ 7.0mg/dL 未満であっても血清尿酸値の上昇とともに生活習慣病のリスク増加が連続的に認められ，この観点からは明確な基準値は設定されていない．また，これらの病態における高尿酸血症の意義づけは未だに明確ではなく，血清尿酸値を低下させてイベント減少を検討した介入試験は未施行である．

高尿酸血症の診断と病型分類

●高尿酸血症の診断のための採血は空腹でなくてもよいが，恒常的な高尿酸血症の判定には複数回の測定が必要である．

●高尿酸血症は「尿酸産生過剰型」「尿酸排泄低下型」「混合型」に大別される．尿酸産生量を直接測定することは不可能であるため，通常は尿酸排泄量を測定して推定する．

●外来で病型分類をする場合は，尿酸クリアランス・Ccr 試験（60 分法）を行う（図 2：高尿酸血症の病型診断）．検査予定日の 3 日前より高プリン食・飲酒を控えるように指導し，当日は絶食で受診させる．300mL の飲水を負荷し，30 分後に排尿させる．以後，60 分間の分割尿を正確に採取するとともに，中間の蓄尿開始後 30 分に採血を行い，得られたデータから各パラメーターを算出する．

●60 分法を行う余裕がない場合にスポット尿を用いる簡便法があるが，明確なエビデンスたりうる報告はない．

痛風関節炎の診断・治療

●痛風関節炎とは関節内に析出した尿酸塩結晶が起こす関節炎である．

●通常は単関節炎で，第 1 中足趾節（MTP）関節や足関節などに好発する．関節の発赤・疼痛・腫脹があり，24 時間以内に炎症のピークに達する．

●発作は完全に寛解し，寛解期には無症状である．

尿酸クリアランス・Ccr 試験実施法(60 分法)

3 日前	高プリン食・飲酒制限
起床時	絶食 飲水コップ 2 杯
外来	−30 分: 飲水 300mL 0 分: 30 分後排尿 30 分: 中間時採血(血中尿酸・クレアチニン測定) 60 分: 60 分間の全尿採取(尿量測定・尿中尿酸・クレアチニン測定)

尿中尿酸排泄量と尿クリアランスによる病型分類

病型	尿中尿酸排泄量 (mg/kg/ 時)		尿酸クリアランス (mL/ 分)
尿酸産生過剰型	＞0.51	および	≧7.3
尿酸排泄低下型	＜0.48	あるいは	＜7.3
混合型	＞0.51	および	＜7.3

$$\text{尿中尿酸排泄量(EuA)} \atop \text{(mg/kg/ 時)} = \frac{[\text{尿中尿酸濃度(mg/dL)}]×[60 分間尿量(mL)]}{100× \text{体重(kg)}} \qquad \text{正常値} \atop 0.496(0.483〜0.509)\text{mg/kg/ 時}$$

$$\text{尿酸クリアランス(CuA)} \atop \text{(mL/ 分)} = \frac{[\text{尿中尿酸濃度(mg/dL)}]×[60 分間尿量(mL)]}{[\text{血漿尿酸濃度(mg/dL)}]×60} × \frac{1.73}{\text{体表面積(m}^2)} \qquad \text{正常値} \atop 11.0(7.3〜14.7)\text{mL/ 分}$$

• 図 2　高尿酸血症の病型分類

(日本痛風・核酸代謝学会ガイドライン改訂委員会. 高尿酸血症・痛風の治療ガイドライン
第2版. メディカルレビュー社; 2010. p.63, 64より改変)

●診断には，特徴的症状，高尿酸血症の既往，関節液中の
　尿酸塩結晶の同定が重要である．
●痛風結節は尿酸塩結晶が皮下組織にたまり結節状になっ
　た状態で，耳介や肘関節・膝関節・手指関節・足趾関節
　などに好発する．痛風結節は診断的価値が高いが，頻度
　は少ない．
●痛風発作中の血清尿酸値は低値を示すことがあり，診断
　的価値は高くないことに注意する．
●痛風発作の前兆期にはコルヒチン 1 錠（0.5mg）を用い，
　発作を頓挫させる．痛風発作が頻発する場合には，コル
　ヒチンを 1 日 1 錠連日服用（コルヒチン・カバー）する
　ことが予防に有効である．
●痛風関節炎を繰り返す症例や痛風結節を認める症例は薬
　物治療の適応となる．
●痛風発作時に血清尿酸値を変動させると発作の増悪を認
　めることが多いため，発作中に尿酸降下薬を開始しない
　ことを原則とする．
●痛 風 発 作 時 に は NSAIDs を 短 期 間 に 大 量 投 与 す る
　（NSAID パルス療法）．

●痛風発作を寛解させて約 2 週間経過したのちに，通常使用量の 1/3〜1/2 の少量の尿酸降下薬を開始する．尿酸値の急激な低下はしばしば痛風関節炎を再発させるため，尿酸値を見ながら尿酸降下薬を徐々に増量する．血清尿酸値を 6.0mg/dL 以下に維持するのが望ましい．

高尿酸血症の治療

●高尿酸血症の治療では，高尿酸血症をきたしやすい生活習慣の改善が最も重要である．それは，これらの生活習慣が高尿酸血症だけではなく，予後に影響する種々の合併症: 肥満，高血圧，糖・脂質代謝異常などの発症を増やすからである．

●高尿酸血症・痛風に対する生活指導は，食事療法，飲酒制限，運動の推奨が中心となり，肥満の解消は血清尿酸値を低下させる効果が期待される．

●痛風関節炎または痛風結節を認める症例は薬物治療の適応である（p.184，診断フローチャート）．

●無症候性高尿酸血症への薬物治療の導入は，痛風発作の予防や腎障害の進行阻止などを目的として血清尿酸値≧8.0mg/dL を一応の目安とするが，適応は合併症の状態を考慮して慎重とするべきである．

●血清尿酸値が 9.0mg/dL を超えるとそれ以下の者に比べて将来の痛風関節炎の発症率が有意に高いため，薬物療法も検討する．

●現在わが国で使用できる尿酸降下薬は，尿酸排泄促進薬 3 種類および尿酸生成抑制薬 3 種類である（表 1）．

●腎機能障害例を除くといずれの薬剤を使用しても満足できる治療効果が期待できる．

●尿酸排泄の多い尿酸産生過剰型では，尿酸排泄促進薬により尿路結石を発症させやすくなるため，尿酸生成抑制薬を選択する．

●中等度以上（Ccr，推算 GFR<30mL/分 /1.73m^2 または Scr≧2mg/dL）の腎機能障害では尿酸排泄促進薬は使用できず，尿酸生成抑制薬を選択し，慎重に投与する．その場合，アロプリノールに関しては腎機能が低下すると代謝産物のオキシプリノールが蓄積するため，投与量の減量が必要となる．

●尿酸排泄促進薬を使用する場合は尿路結石の発現に注意して，尿アルカリ化薬を併用する．

• 表 1　尿酸降下薬の種類と腎機能障害時の用量調節

	一般名	商品名	推奨される1日投与量と投与方法	腎機能障害時の用法・用量（Ccr mL/分）	
				10～50	10未満
尿酸生成抑制薬	プロベネシド	ベネシッド	500～2,000mg 2～4回分服	使用を避ける	
	ブコローム	パラミヂン	300～900mg 1～3回分服	腎障害悪化の可能性があるため投与を避ける	
	ベンズブロマロン	ユリノーム	25～100mg 1～2回分服	1回25mg 1日1回から開始 ただし、Ccr30mL/分未満は一般的には投与しない	
尿酸排泄促進薬	アロプリノール	ザイロリック	100～300mg 1～3回分服	1回50～100mg 1日1回	1回50mg 1日1回
	フェブキソスタット	フェブリク	40～60mg 1回服用 10mgから開始し漸増	1回10mg 1日1回から開始	
	トピロキソスタット	ウリアデック	120～160mg 2回分服 1回20mgから開始し漸増	1回20mg 1日2回から開始	

（日本痛風・核酸代謝学会ガイドライン改訂委員会. 高尿酸血症・痛風の治療ガイドライン第2版. メディカルレビュー社; 2010. p.84より改変）

高尿酸血症・痛風

専門医との連携が必要なポイントは

●腎障害が進行し，薬物選択が困難な場合
●投与薬剤にて副作用が出現した場合
●主として造血器腫瘍の急性期や治療開始初期に起こる急性尿酸性腎症や腫瘍溶解症候群

参考文献

1）　日本痛風・核酸代謝学会ガイドライン改訂委員会. 高尿酸血症・痛風の治療ガイドライン第2版. メディカルレビュー社; 2010.

2）　日本痛風・核酸代謝学会ガイドライン改訂委員会. 高尿酸血症・痛風の治療ガイドライン第2版 [2012年追補版]. メディカルレビュー社; 2012.

〈内田大学〉

V 重要な代謝疾患

3 肥満症

緊急度 ☆☆★　頻度 ★★★

POINT

① 肥満症は肥満（BMI 25 以上）＋健康障害
② 肥満を解消すると健康障害が改善する可能性がある．
③ まずは3％の減量を目標に．
④ 二次性肥満の可能性を忘れない．
⑤ 肥満患者には精神疾患の併発があることも．

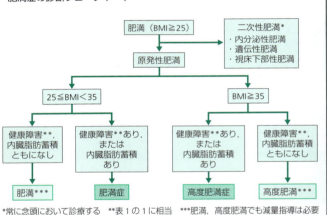

肥満症の診断フローチャート

*常に念頭において診療する　**表1の1に相当　***肥満，高度肥満でも減量指導は必要

（日本肥満学会，編. 肥満症診療ガイドライン2016. ライフサイエンス出版; 2016. p.xiii）

症例

40代，男性
主訴 特になし（健診で肥満と高血圧を指摘される）
現病歴 就職後，飲酒量が増加し，体重が20歳のときから15kg増加．健康診断で肥満と高血圧を指摘されて受診．
家族歴 父は高血圧
生活歴 タバコ20本/日，飲酒　毎日ビール大瓶3本以上，運動習慣は特になし
身体所見 身長180cm，体重90kg，BMI 27.8，血圧150/100mmHg，moon faceや顔面の多血症なし，中心性肥満なし，腹部の赤色皮膚線条なし
検査所見 空腹時血糖 105mg/dL，ALT，AST，γGTP，TC，LDL，TG，UA 全て軽度高値．

肥満症

治療経過 二次性肥満を疑う身体所見や検査所見がなかったため原発性肥満と判断した．肥満治療の意義についてよく説明したうえで，食事（1800kcal，塩分 6g）・運動療法（1 日 30〜60 分 walking）を指導．起床・排泄後，毎日必ず体重を測定することを指導．1 か月に 1〜2kg の減量を目標とする．家庭血圧計による血圧測定も．1 か月後の外来受診時 2kg の減量があり，家庭血圧は 140/90mmHg 前後とのこと．減量が順調で血圧が下がれば降圧剤を中止することも可能であることを説明したうえで，降圧薬を開始．半年後に 4kg の減量ができた時点では，肝機能，脂質，尿酸値もすべて正常化した．本人とも相談し，定期的な食事指導を継続しながら今後は禁煙にも取り組む．

肥満，肥満症，メタボリック症候群の違い

肥満度の指標となる Body Mass Index（BMI）は体重（kg）÷身長（m）÷身長（m）で求める．肥満の定義は BMI が 25 以上であること．BMI 35 以上を高度肥満，という．

• 表 1　肥満に起因ないし関連し，減量を要する健康障害

1. 肥満症の診断基準に必須な健康障害

1) 耐糖能障害（2型糖尿病・耐糖能異常など）
2) 脂質異常症
3) 高血圧
4) 高尿酸血症・痛風
5) 冠動脈疾患：心筋梗塞・狭心症
6) 脳梗塞：脳血栓症・一過性脳虚血発作（TIA）
7) 非アルコール性脂肪性肝疾患（NAFLD）
8) 月経異常・不妊
9) 閉塞性睡眠時無呼吸症候群（OSAS）・肥満低換気症候群
10) 運動器疾患：変形性関節症（膝・股関節）・変形性脊椎症，手指の変形性関節症
11) 肥満関連腎臓病

2. 診断基準には含めないが，肥満に関連する健康障害

1) 悪性疾患：大腸がん，食道がん（腺がん），子宮体がん，膵臓がん，腎臓がん，乳がん，肝臓がん
2) 良性疾患：胆石症，静脈血栓症，肺塞栓症，気管支喘息，皮膚疾患，男性不妊，胃食道逆流症，精神疾患

3. 高度肥満症の注意すべき健康障害

1) 心不全
2) 呼吸不全
3) 静脈血栓
4) 閉塞性睡眠時無呼吸症候群（OSAS）
5) 肥満低換気症候群
6) 運動器疾患

（日本肥満学会，編．肥満症診療ガイドライン2016．ライフサイエンス出版; 2016. p.xii）

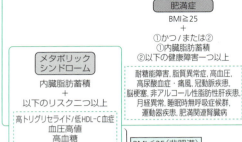

• 図1　肥満症とメタボリックシンドロームの関係
(日本肥満学会, 編. 肥満症診療ガイドライン2016. ライフサイエンス出版; 2016. p.72)

　肥満症の定義は，肥満に関連する健康障害を合併するか，その合併症が予測され，減量を必要とする病態（表1参照）．

　メタボリックシンドロームは，内臓脂肪蓄積（ウエスト周囲長増加）を必須項目として脂質代謝，血圧，血糖値の3つの項目のうち2つ以上の異常を満たす病態をさす（図1）．

肥満症の診断

a. 肥満の診断　〜原発性肥満と二次性肥満〜

　肥満には病因のある二次性肥満と，明らかな基礎疾患がない原発性肥満がある．

　二次性肥満には，内分泌性肥満（甲状腺機能低下症，クッシング症候群，インスリノーマ，多嚢胞性卵巣症候群など），遺伝性肥満（Prader-Willi症候群など），視床下部性肥満や，薬剤性肥満（原因薬剤はステロイドや向精神薬など）などがある．

　多くの肥満は原発性肥満であるが，病歴や服薬歴などから二次性肥満の可能性を除外することは常に意識しなければならない．

b. 肥満症の診断と鑑別診断

　肥満（BMI 25以上）があった場合に，二次性肥満を除外し，高度肥満かどうかBMIで判定し，健康障害や内臓脂肪蓄積があれば，肥満症と診断する（診断フローチャート）．

初期対応のポイント

　肥満症は美容上の問題ではなく，健康上問題があることと，減量によるメリットがあることを患者に理解してもらう．一方，特に高度肥満の場合には，精神疾患を合併して

いる症例も多い．肥満に関連する疾患が合併していないことを問診，身体所見，採血検査，心電図検査などを行いながら確認していく．

治療

肥満症の治療のポイントは，すぐに BMI＜25 の体重をめざすわけではなく，3〜6 か月で現在の体重から 3%の減量を目標とする．

二次性肥満の場合には肥満の治療とともに原因疾患の治療をすすめる．

原発性肥満による肥満症の場合は，食事療法，運動療法，行動療法を原則とし，難治症例に限っては薬物療法，外科療法も検討する．

1）食事療法

食事療法の指示カロリー：身長（m）×身長（m）×22（kg）から標準体重（kg）を求め，日常の活動量に応じて 1 日摂取カロリーの目安を理想体重×25〜30（kcal）で求める．栄養バランスを保ちながら無理なく継続できる食事療法を実践していくには管理栄養士による指導が効果的である．

2）運動療法

1 日合計 30〜60 分，週 150〜300 分の実施をまずは目標にする．減量のために運動療法は極めて重要だが，肥満による整形外科的疾患を合併している場合にはその症状を悪化させないような運動を指導していく．

3）行動療法

体重測定を習慣化する．グラフ化体重日記を用いることもある．早食いを是正したり（一口 30 回咀嚼など）生活リズムを整えるようアドバイスする．

4）外科治療

手術適応となる肥満症患者は，年齢が 18 歳から 65 歳までで，内科的治療では効果がなく，BMI 35 以上で糖尿病，高血圧または脂質異常症を合併している場合である．術式にはスリーブ状胃切除術，胃バンディング術，バイパス術，スリーブバイパス術，などがある．現在，保険適応となるのは腹腔鏡下スリーブ状胃切除術だけである．

覚えておくべき疾患概念

肥満症は，継続的体重減少により健康障害が改善される可能性のある病態．

参考文献

1）日本肥満学会，編．肥満症診療ガイドライン 2016．ライフサイエンス出版; 2016．

〈大西由希子〉

V 重要な代謝疾患

4 脂質異常症

緊急度 ☆☆★ 頻度 ★★★

① 脂質異常症は動脈硬化性疾患の最も重要なリスク因子の1つである.
② 脂質異常症は原発性高脂血症（遺伝的素因によるもの）と続発性高脂血症に分類される. 前者では家族性高コレステロール血症, 後者では甲状腺機能低下症を見逃さないことが肝心である.
③ 治療は患者のリスクを評価して方針を決定する. 生活習慣の改善を基礎として, 必要な場合は積極的に薬物治療を考慮する.

脂質異常症の診断フローチャート

①脂質異常症のスクリーニング

空腹時採血（10〜12時間以上の絶食を空腹時と定義）を基本として, 脂質異常症の診断基準（表1）を参照して診断する.

②脂質異常症の病型診断

どのリポ蛋白が増加または減少しているのかを考慮する. 脂質異常値からある程度推察は可能であるが, 確認のためにはリポ蛋白分画検査（HPLC法または電気泳動法）が有用である.

③留意すべき脂質異常症

原発性高脂血症（遺伝的素因によるもの）と続発性高脂血症を検討する. その中でも, 前者の家族性高コレステロール血症, 後者の甲状腺機能低下症を見逃さないように注意する.

④症例のリスクを評価し, 治療方針を決定する

個々の患者の背景（冠動脈疾患の既往, 高リスク病態, 性別, 年齢, 危険因子の数と程度）によりリスクを評価して, 治療方針を決定する.

症例

70代, 女性
2005年2月（61歳時）治療を受けてもコレステロールのコントロールが不良のため, 当院を受診した. 未治療時のLDL-C 298mg/dLと高値であった. アキレス腱肥厚16mmがあり, 父親が51歳で心筋梗塞を発症しており, 家族性高コレステロール血症と診断した. ピタバスタチン（リバロ）4mg＋エゼチミブ（ゼチーア）10mgの治療で経過観察したが, 効果不十分であった. 2016年7月よりエボロクマブ（レパーサ）140mg/2週・皮下注（PCSK9阻害薬）を併用したところ, 4週後にはLDL-Cは44mg/dLまで68％の低下を認めた（図1）.

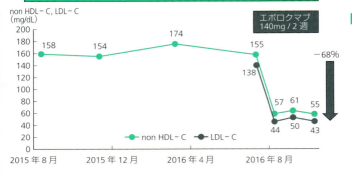

• 図1　症例の治療経過グラフ

脂質異常症の 臨床的意義	●動脈硬化性疾患を基盤として発症する心疾患, 脳血管疾患は男女ともに日本人の死因の 20%以上を占めている. 近年の動脈硬化性疾患の増加の背景には, 生活習慣の欧米化に伴う脂質異常症の増加があると考えられている. ●動脈硬化性疾患のリスク因子としては, LDL-コレステロール (LDL-C) が特に重要である. LDL-C の高値が心血管病を増やすことが多くの疫学研究で認められ, また, スタチンを中心とした LDL-C の低下療法が心血管病を抑制することが多くの臨床研究で証明されている. ●脂質異常症を診断し, 患者のリスク評価を行い, 適切に治療することは動脈硬化性疾患の発症・再発を予防するために重要である.
脂質異常症の 診断	●空腹時採血を原則とする (10〜12 時間以上の絶食を「空腹時」とする). ただし, 水やお茶などカロリーのない水分の摂取は可とする. 脂質異常の診断基準 (表 1) を参照して脂質異常症の有無を診断する. ●脂質異常症の診断基準はスクリーニングのためのものであり, 薬物治療を開始するための値ではない.
脂質異常症の 病型診断	●脂質は血液中ではアポ蛋白とともにリポ蛋白という粒子を形成して運搬されている. リポ蛋白は密度やサイズの違いにより, カイロミクロン, 超低比重リポ蛋白 (VLDL), 中間型リポ蛋白 (IDL), 低比重リポ蛋白 (LDL), 高比重リポ蛋白 (HDL) の 5 種類に分画される. ●脂質異常症ではどのリポ蛋白が増加または減少している

表1 脂質異常症：スクリーニングのための診断基準（空腹時採血）

LDLコレステロール（LDL-C）	140mg/dL以上	高LDLコレステロール血症
	120〜139mg/dL	境界域高LDLコレステロール血症[注1]
HDLコレステロール（HDL-C）	40mg/dL未満	低HDLコレステロール血症
トリグリセライド（TG）	150mg/dL以上	高トリグリセライド血症

注1 スクリーニングで境界域高LDL-C血症を示した場合は，高リスク病態がないか検討し，治療の必要性を考慮する．
・LDL-CはFriedewaldの式（TC－HDL-C－TG/5）を用いて算出する．
（この式はTGが400mg未満の場合に用いる）
・TGが400mg/dL以上でFriedewaldの式を用いることができない場合や食後採血では，LDL-Cの代わりにnon HDL-C（TC－HDL-C）を用いて評価する．non HDL-Cの基準値はLDL-Cに30mg/dLを加えた値とする．
（動脈硬化性疾患予防のための脂質異常症治療のエッセンス．日本動脈硬化学会; 2014）[2]

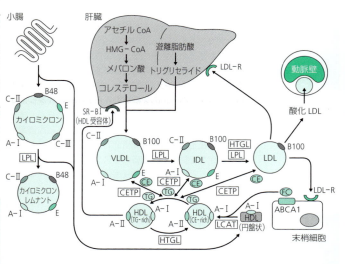

・図2 血中リポ蛋白代謝

のかを考慮しながら診断・治療を進めることが大切である．
● 血中リポ蛋白代謝の概要を図2に示す．カイロミクロンは小腸から，VLDLは肝臓から分泌されるトリグリセライド（TG）に富んだリポ蛋白である．
● リポ蛋白リパーゼ（LPL）はTG水解を行う酵素で，LPLを活性化する補酵素がアポC-Ⅱ，それを抑制するのがアポC-Ⅲである．LPLで代謝されたカイロミクロンはカイ

ロミクロンレムナントとなり肝臓に取り込まれ，また，VLDL は IDL から LDL へと代謝され，末梢細胞にコレステロールを提供する.

●余剰な LDL は酸化 LDL などに変化して，血管壁に沈着し動脈硬化症の原因となる

●コレステロールを末梢細胞から引き抜き肝臓へ輸送する逆転送系が存在する.

●小腸やカイロミクロンの代謝から作られた新生 HDL は円盤状で扁平である．HDL は末梢細胞から ATP 結合力セット輸送体 1（ABCA1）というトランスポーターにより遊離コレステロール（FC）を引き抜く.

●FC はレシチンコレステロールアシルトランスフェラーゼ（LCAT）という酵素によりエステル化されコレステロールエステル（CE）となり，HDL 粒子の内部に蓄積されていき，球状の HDL となっていく．アポ A-I は LCAT の補酵素として働く.

●HDL はコレステロールエステル転送蛋白（CETP）により CE を VLDL，IDL，LDL へ転送し，交換に TG が HDL 側に転送される．肝性リパーゼ（HTGL）は CETP の作用で増加した TG を水解して小さなサイズの HDL を再生し，コレステロールの末梢細胞からの引き抜きを促進する方向に働く.

●LDL は LDL 受容体（LDL-R）を介して肝臓に取り込まれ，また一部の HDL は HDL 受容体（SP-BI）を介して肝臓に取り込まれ，末梢細胞の余剰なコレステロールが肝臓に逆転送されることとなる.

●どのリポ蛋白が異常を示しているかは，血清脂質値からある程度推察は可能であるが，確認のためにはリポ蛋白分画検査（HPLC 法または電気泳動法）が有用である.

留意すべき脂質異常症

●脂質異常症は，その原因によって「原発性高脂血症」（遺伝的素因によるもの）と「二次性（続発性）高脂血症」の 2 つに分けられる.

●LDL-C が高値になる疾患としては，前者では特に家族性高コレステロール血症（FH）が重要である.

●常染色体優性遺伝形式を示す FH は 500 人に 1 人の発症率で疾患頻度が高く，日本では 25 万人の患者がいると推定されている．しかし，FH のうち診断されている割合は 1％未満と非常に低いことが報告されており，多くの症例が正確な診断を受けていない.

●FH の症例は高 LDL-C 血症に曝露されている時間が長く，

通常の高LDL-C血症に比べて10年以上も若年で冠動脈疾患を発症するため,早期診断・早期治療が極めて重要である.
● FHの診断基準では,下記3項目のうち2項目以上が認められた場合にFHと診断される.
① 高LDL-C血症(未治療時のLDL-C 180mg/dL以上)
② 腱黄色腫(手背,肘,膝などの腱黄色腫あるいはアキレ

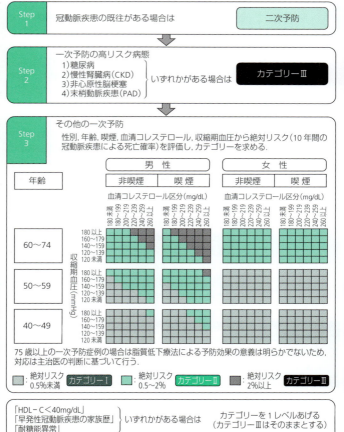

• 図3 LDL-コレステロール管理目標値設定のためのフローチャート
(動脈硬化性疾患予防のための脂質異常症治療のエッセンス.日本動脈硬化学会; 2014)[2]

ス腱肥厚）あるいは皮膚結節性黄色腫
③ FH あるいは早発性冠動脈疾患の家族歴（2 親等以内の血族）
●二次性高脂血症では，LDL-C 高値を示す甲状腺機能低下症，TG 高値を示すアルコール過剰摂取も頻度が高く注意を要する．

症例のリスク評価と治療方針の決定

●動脈硬化性疾患には脂質異常症以外にも，高血圧・糖尿病などの併存する疾患，喫煙などの生活習慣，冠動脈疾患の家族歴などのリスク因子があり，それらの重複により危険性はさらに高くなる．このため，個々の症例ごとにリスク評価を行い，治療方針を決定する必要がある（図3）．

●ステップ 1 としては，冠動脈疾患の既往の有無が重要であり，既往がある場合は二次予防として最も高いリスクと評価する．

●ステップ 2 としては，1 次予防における高リスク状態を検討し，①糖尿病，②慢性腎臓病（CKD），③非心原性脳梗塞，④末梢動脈疾患（PAD）のいずれかがある場合はカテゴリーⅢの高リスクと評価する．

●ステップ 3 としては，その他の 1 次予防において，性別，年齢，喫煙，血清コレステロール，収縮期血圧から絶対

・表2　リスク区分別脂質管理目標値

治療方針の原則	カテゴリー	脂質管理目標値（mg/dL）			
		LDL-C	HDL-C	TG	non HDL-C
一次予防 まず生活習慣の改善を行う．	カテゴリーⅠ （低リスク）	<160	≧40	<150	<190
	カテゴリーⅡ （中リスク）	<140			<170
	カテゴリーⅢ （高リスク）	<120			<150
二次予防 生活習慣の改善とともに薬物療法を考慮する．	冠動脈疾患の既往	<100			<130

・上記の脂質管理目標値はあくまでも到達努力目標である．
・LDL-Cは20 〜 30％の低下を目標とすることも考慮する．
・non HDL-Cの管理目標は，高TG血症の場合にLDL-Cの管理目標を達成した後の二次目標である．
・non HDL-Cの基準値はLDL-Cに30mg/dLを加えた値とする．
（動脈硬化性疾患予防のための脂質異常症治療のエッセンス．日本動脈硬化学会; 2014) [2]

リスク（10年間の冠動脈疾患による死亡率）を評価し，カテゴリーを求める.

●以上のカテゴリー分類に基づいて，個々人の脂質の管理目標値を表2に従って決定する.

●治療の基本は生活習慣の改善であり，禁煙をはじめとした生活指導と食事療法・運動療法を指導する.

●生活指導の改善で脂質管理が不十分な場合は薬物療法を考慮する．高LDL-C血症の場合，薬物療法の基本はスタチンであるが，スタチンで効果不十分な症例やスタチンが副作用で使用できない症例では，小腸コレステロールトランスポーター阻害薬・陰イオン交換樹脂・プロブコールなどを使用する．最近市販されたPCSK9阻害薬はスタチンを超える脂質低下作用を持ち，家族性高コレステロール血症や冠動脈疾患の二次予防などの超ハイリスク症例のLDL-C管理に有用である.

●高TG血症の薬物療法には，フィブラート・ニコチン酸誘導体・多価不飽和脂肪酸などが用いられる．また，多価不飽和脂肪酸はスタチンに上乗せした場合，ハイリスク症例の心血管病リスクをさらに低下させることが報告されている.

専門医との連携必要なポイント

●遺伝的要素が濃厚な症例
●家族性高コレステロールの場合
●早発性動脈硬化性疾患（男性55歳未満，女性65歳未満）の家族歴がある場合
●TGが500mg/dL以上で治療の効果が不十分な場合
●HDL-Cが30mg/dL未満の場合
●薬物療法の効果が不十分な場合

参考文献

1) 日本動脈硬化学会, 編. 動脈硬化性疾患予防ガイドライン2012年版. 日本動脈硬化学会; 2012.
2) 日本動脈硬化学会, 編. 動脈硬化性疾患予防のための脂質異常症治療のエッセンス. 日本動脈硬化学会; 2014.

〈内田大学〉

V 重要な代謝疾患

5 メタボリックシンドローム

緊急度☆☆★　頻度★★★

① メタボリックシンドローム（MetS）とは，内臓脂肪型肥満に高血糖・高血圧・脂質異常のうち2つ以上を合併した状態をいう．
② 内臓脂肪の過剰蓄積はアディポサイトカインの分泌攪乱を招き，全身に障害をもたらす．
③ 3～5％の体重減少でも健康障害を一挙に改善できる可能性がある．
④ 改善のためには食事療法，運動療法は必須である．

メタボリックシンドロームの診断フローチャート

内臓脂肪型肥満
（男女とも）内臓脂肪面積≧100cm²
ウエスト周囲径（男）≧85cm，（女）≧90cm

＋

以下のうち2項目以上

血圧	脂質	血糖
最高血圧≧130 かつ/または 最低血圧≧85mmHg	中性脂肪≧150mg/dL かつ/または HDL＜40mg/dL	空腹時血糖≧110mg/dL

診断フローチャート

　MetSとは，内臓脂肪型肥満に高血糖・高血圧・脂質異常のうち2つ以上が合併した状態をさす．名称は1998年にWHO（世界保健機関）で発表されたが，各国で診断基準が異なる．日本では，内臓脂肪蓄積を疾患の上流と考えるため，内臓脂肪量の増加を必須条件としている．内臓脂肪量の評価は腹部CTが正確であるが，健診現場で判定するために腹囲（ウエスト周囲径）を採用し，BMIが25kg/m²未満であっても腹囲が基準値を超えれば内臓脂肪型肥満と判定する．腹囲は立位，軽呼気時，臍レベルで測定し，臍が下方に偏位している場合は肋骨下縁と前腸骨縁の中点の高さで測定する．診断基準を上に示す．なお，高TG血症，低HDL-C血症，高血圧症，糖尿病に対して薬物治療を受けている場合はそれぞれの該当項目に含める．糖代謝異常は空腹時血糖で評価するが，随時採血時での評価はHbA1c値（≧5.6％）が使われる．なお，腹囲が基準値以上だが，糖代謝，脂質代謝，血圧の異常が1項目までにと

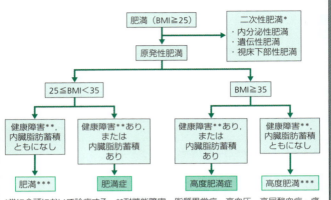

(日本肥満学会, 編. 肥満症診療ガイドライン2016. ライフ・サイエンス出版; 2016[1] より)

どまるもの,腹囲は基準値以下だが,BMI 25 以上で,上記リスクを 1 項目以上有するものを MetS 予備群とし, MetS に移行させないように生活習慣改善を促す.

MetS は一般的に保健指導や社会的認知の目的で使われる.一方,『肥満症』は,肥満に起因ないしは関連する健康障害を合併し,医学的に減量を必要とする病態をいい,疾患として取り扱う.BMI 25 以上に加え,肥満が原因で健康障害が 1 つ以上ある場合,あるいは内臓脂肪が溜まっている場合,肥満症と診断する(肥満症の診断フローチャート)[1].

症例

70 代,無職女性

病歴 小児期より肥満傾向で,20 歳時体重 56kg(BMI 27.0),退職してから最大体重 68kg(BMI 32.4)になった.運動歴はなく,2 年前から足腰が痛くて移動はバイクを利用,菓子・果物・糖を摂取することが多かった.近医でアトルバスタチン(リピトール)10mg を処方されていたが HbA1c 6.3%と上昇したため当院紹介となる.

既往歴 腰痛症.喫煙・飲酒習慣なし

家族歴 糖尿病なし

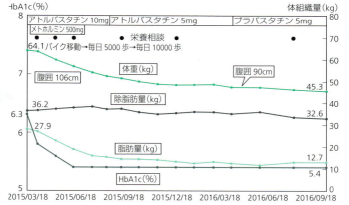

• 図1 71歳女性の肥満2型糖尿病（MetS）例

検査所見 身長144.1cm, 体重64.1kg（BMI 30.9), 体脂肪率43.6%, 腹囲106cm, 血圧138/78mmHg, 糖負荷試験2時間血糖222mg/dL, HOMA-R 1.66, 尿ケトン（−), 尿蛋白（−), 肝腎機能正常, TC 172mg/dL, LDL-C 80mg/dL, HDL-C 74mg/dL, TG 81mg/dL〔アトルバスタチン（リピトール）10mg服用中〕, 尿中アルブミン9.6mg/gCr, 神経障害・網膜症なし, 心電図・胸部X線は異常なし

臨床経過 内臓脂肪型肥満, 脂質異常症, 糖尿病, 血圧高値ありMetSと判断された. 栄養相談を開始し, 食生活を聞き取りながら1日摂取量1200kcalとし, 野菜を先にゆっくり噛んで食べ, 間食は減らすよう指示した. 体重減少とともに空腹感がなくなり間食が減り, 体が軽くて動きやすいと感じ, 散歩も増え半年後には1万歩が日課になった. その後, 体重は18.8kg減の45.3kg（BMI 22.1), うち除脂肪量は3.6kg減に対し体脂肪量は15.2kg減であった. 最近では血圧120/64, HbA1c 5.3%, スタチンを弱めてTC 205mg/dL, LDL-C 97mg/dL, HDL-C 91mg/dL, TG 69mg/dLである（図1).

主要症候

一般には無症状だが, 肥満の程度によって過体重の症状, あるいはMetSの要素としての「高血糖」や「高血圧」による症状,「脂質異常」も加わって起こる動脈硬化性疾患, 慢性腎臓病, 脂肪肝・NASHや胆石症, 高尿酸血症, 睡眠

時無呼吸症候群，骨関節障害，がん（食道癌，膵癌，大腸癌，子宮癌，腎癌，乳癌）などの合併症症状を訴えることがある．

初診対応のポイント

a. 問診・診察のポイント

〈問診〉肥満の鑑別，および肥満の原因を探り，改善に結び付けるヒントを得るために問診は必須である．

● 家族歴: 生活習慣病，肥満者の有無
● 体重歴: 20 歳までの肥満歴，20 歳時体重，最大体重とその時期
● 運動歴: 過去と現在の運動・身体活動状況
● 嗜好: 喫煙，飲酒，菓子・果物・清涼飲料水などの摂取習慣
● 仕事: 職種・内容（身体活動の程度）・時間，シフト業務の有無，休憩時間の使い方
● 通勤通学手段: 徒歩，乗り物の利用状況
● 生活習慣: 食習慣（食事の時間，回数，量，内容，摂り方，間食，夜食，欠食，外食・中食の頻度），運動習慣（種類・量・頻度），睡眠時間，
● 生活パターン: 1 日の生活の仕方を聞き取る．
● ストレス管理

〈診察〉通常の内科診察を行う．上半身型肥満（リンゴ型肥満）で腹囲が基準を超えていることを確認．浮腫や黒色表皮腫の有無なども確認する．同時に二次性肥満症の鑑別も行う．

b. 検査と診断のポイント

できれば，糖負荷試験で耐糖能の異常の有無，インスリン分泌パターン，インスリン抵抗性を知る．時に二次性肥満症の鑑別も行う．

治療

MetS は動脈硬化性疾患や糖尿病の発生・進展をさせるが，わずか 3〜5％の体重減少でも，糖代謝・脂質異常・血圧高値を一挙に改善できる．手段として摂取カロリーの適正化のための「食事療法」，脂肪燃焼のための「運動療法」が必須である．国は 2008 年から特定健診制度を設け，40〜74 歳の保険加入者を対象に特定健診を実施させ，MetS 該当者と予備群への指導を健康保険者に義務づけた．もちろん，疾患の存在が明確である場合や二次性肥満は医療機関で管理していく．

一次的効果は得られても長期的にリバウンドしやすいので，適切な指導者の支援，家族・仲間・職場の協力が必要

である．①食事療法，②運動療法，③行動療法，④薬物療法，⑤外科療法のうち特定保健指導では①〜③を，④⑤は時に医療現場で行われる．

1）食事療法

消費エネルギーより摂取エネルギーを低く設定する．高度肥満の場合は，医療管理下で1日200〜600kcalの超低エネルギー食療法（VLCD）を行うこともある．過剰な糖質は脂肪蓄積につながるが，極端な低糖質は健康維持のため勧められない．間食制限が効果的である．ビタミン，ミネラルの摂取も心がける．また，腹持ちを良くし，便通を整え，腸内細菌叢を適切にするためにも食物繊維は十分に摂取する．食べる順番ダイエットも効果的である．1日3食，規則的に食事を摂り，早食いを是正し，朝食の欠食を避け，夕食を軽めに，夜食は避ける．

2）運動療法

運動を行うと，第一に脂肪組織中の中性脂肪が分解し遊離脂肪酸が筋肉で利用されると同時に，脂肪合成酵素が抑制されて体脂肪が減少する．第二に，筋肉量増加で基礎代謝が亢進する．第三にインスリン抵抗性の改善と共に高インスリン血症の改善で空腹感がなくなる．

事前にメディカルチェックとフィジカルチェックを行い，虚血性心疾患が疑われる場合は精査する．脂肪燃焼のための中等度強度の有酸素運動，基礎代謝を高めるための軽めの筋力運動（レジスタンス運動），ストレッチングなどの柔軟運動を組み合わせる．歩行では1日に7000から10000歩を目標にするが，腰・膝・足に荷重がかかって骨関節障害を生じやすいので，最初少ない歩数から徐々に歩数を増やす．

3）行動療法

日常生活のどんな行動がMetSの原因であるかを個々に明らかにし，改善に結び付ける．生活時間調査で確認することも良い．肥満者は満腹感を認知しにくいため，自覚がないことが多い．「いつ」「どこで」「何を」「何をしながら」「どの程度」食べたのか，食行動パターンを記録し，患者自らが食行動のゆがみに気づくきっかけとし，修正を図る．「ながら食い」は避ける．外食・中食の濃い味付けには余分な塩分・脂分・糖分が含まれ，カロリー増加，食欲亢進，血圧上昇，糖・脂質代謝悪化，インスリン抵抗性につながる．「早食い」は肥満につながるのでゆっくり食べる工夫を伝える．1日に数回体重を測定し，グラフに記入する方法も振り返りにつながる．

メタボリックシンドローム

4）薬物療法　現在，日本で承認されている薬にはマジンドール（サノレックス）しかなく，投薬制限も多い．糖尿病を合併した場合は SGLT2 阻害薬や GLP-1 受容体作動薬が使える．

5）外科的療法　高度肥満症患者では，肥満外科的治療が行われることがある．

覚えておくべき疾患概念

MetS は，歴史的に syndrome X（1988 年，Reaven），死の四重奏（1989 年，Kapran），インスリン抵抗性症候群（1991 年，DeFronzo, Ferrannini），内臓脂肪症候群（1994 年，中村ら），therogenic metabolic triad（1998 年，Lamarche ら）などと呼ばれていた．国によって診断項目数，腹囲基準値，血糖や HDL-C の基準値が異なっていて国際比較は困難である．

肥満になるとマクロファージと脂肪細胞間で炎症が起こりアディポサイトカインが分泌攪乱し，血圧上昇，脂質代謝障害，血栓形成，炎症，インスリン抵抗性をもたらす（図2）．一般に，生活習慣の乱れのうち，食事の過剰摂取，高脂肪食，運動不足は体内にエネルギー過剰（摂取量＞消費量）を，睡眠障害，遅い夕食，朝の欠食，生活リズム障害は脂肪を蓄積しやすくなる．これらは内臓脂肪蓄積に留まらず，異所性脂肪をも蓄積させる．脂肪の蓄積した臓器はインスリン抵抗性，機能障害，生理活性物質の分泌攪乱を

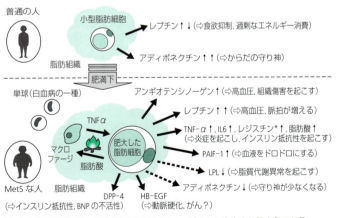

*ヒトの脂肪組織ではレジスチンはマクロファージにより産生されるようである

- 図2　肥満（内臓脂肪蓄積）することとは…

起こし，結果的に全身に障害をもたらす．これらがメタボリックシンドロームの病態になっている．肥満になるとレプチン抵抗性が出現し，食欲が抑制しにくくなり，肥満が助長される．

参考文献　1)　日本肥満学会, 編. 肥満症診療ガイドライン 2016. ライフ・サイエンス出版; 2016.

〈栗林伸一〉

Q & A

総合診療医と専門医の一問一答

質問者 **南郷栄秀** 総合診療医

回答者 **岩岡秀明** 内分泌代謝内科専門医・糖尿病専門医

Q&A 総合診療医と専門医の一問一答

1 甲状腺機能亢進症

1）手術や放射線療法を行う適応を教えてください

岩岡 放射線療法は，日本内分泌学会のバセドウ病治療ガイドラインでは，チアマゾール（メルカゾール）で2年間治療しても寛解にならない場合に選択します．

寛解とは，治癒ではなくて休薬ですね，寛解にならなければ，放射線療法または手術を考えましょう．休薬できるまでだいたい2年が1つの目安です．

20歳以上の方，妊娠していない方が適応となります．

ただし放射線療法をしますと，10年後には約50〜70%はレボチロキシンナトリウム（チラージンS）の内服が必要になりますので，その点の説明が重要です．

南郷 昔，私の患者さんで，最初の初期治療をメルカゾールでやって，ちょっと若い女性だったのですけれども，無顆粒球症になってしまって．そのときに，内分泌科の先生に相談して，そうしたら，手術になってしまいましたね．

岩岡 そうですね．

無顆粒球症も重大な合併症です．交差耐性がありますから，メルカゾールで無顆粒球症が出たら，プロピルチオウラシル（プロパジール）に替えてもダメなのです．

南郷 そうなのですか，それはちょっとみんな知らないかも．

岩岡 メルカゾールで無顆粒球症が出たら，プロパジールも交差耐性があるからダメです，そのときは無機ヨードで甲状腺機能をコントロールしてから，放射線療法になります．

手術はその次の選択肢ですね．

患者さんが入院しなければいけませんし，やはり傷が若干残ります．

南郷 手術がいちばん治るのは早いということですか？

岩岡 いちばん早く治るのは手術，次は放射線療法．薬は非常に時間がかかります．

南郷 なるほど．

岩岡 治療法は3つありますが，手術する場合は特殊な場合で，放射線も使えない，メルカゾールも禁忌，あと早く治したいという場合ですね．

ですから，一応この3つの治療法があるということだけは，患者さんにお話しするのは大事です．

南郷 それは2年経った時点でいいですか，それとも，最初から「3つあるのだけれども，主流は内服薬だから内服薬で治療しましょう」と言ったほうがいいですか？

岩岡 「原則は内服薬ですけれども，放射線療法というのもありますよ」というのは最初に言っていいと思います．手術もありますけれども，手術は

210 JCOPY 498-12376

入院しなければいけないですから, 最初の選択肢には入ってきません.

「放射線療法は 1 回ですみますが, 大きな別の病院に行ってやります. そのかわり 10 年後に約 5〜7 割は機能が低下して, 今度は甲状腺ホルモンを飲まないといけない」と.

内服薬の治療は月に 1 回通えば, 2 年くらいかかります.「寛解」という言葉を, わかりやすく「休薬できる」と説明します. 治るというと完治と思ってしまいますから.

2 年経って休薬の目途が立たない人, 甲状腺が大きい人, そのような人は甲状腺専門病院にご紹介します. その後は向こうでフォローしてくれますね.

2) どのようなときに専門医に紹介するべきでしょうか?

岩岡 やはり重大な副作用が出たときでしょうね. いちばん怖いのは無顆粒球症なので, 入院できる病棟がある施設に紹介して, すぐに抗菌薬治療をしていただきます.

開業医の先生が診ていると, 無顆粒球症をあまり気にされていない方もおられますので…….

南郷 そうなのです, 怖いですね.

岩岡 メルカゾールとプロパジールを処方するすべての患者さんに,「38 度以上熱が出て, 喉が痛かったら, すぐに病院に来てください」と言ってください. それで, 白血球を分画も含めて測る. 大事なことは, 白血球が 3,500 とか 4,000 あっても顆粒球がほとんどない場合もあるので, 必ず分画も測る. これがポイントです.

顆粒球が 1,000 未満だったら顆粒球減少症, 500 未満で無顆粒球症です.

飲み始めに多い, 3 か月以内が多いというのですけれども, 何年か経ってからも出ることがあります. ですから, 専門医を紹介するのは副作用が出てしまった場合, やはり無顆粒球症ですね.

皮疹というのはよく出て, 痒くなりますが, それはだいたい抗ヒスタミン薬を使ったらよくなります.

それから肝障害もときどき出ますが, 肝障害で大事なのはバセドウ病自体で肝機能の ALP, AST, ALT は上がりますから, 急に AST, ALT が 200U/L 以上にならなければしばらく経過を見てよいと思います. 急に肝機能が悪くなってしまった場合は, 放射線療法に変更します.

あとは, 先ほど言った 2 年以上経っても寛解になかなか導入できないときは, 放射線療法について患者さんにお話ししてください.

全国の放射線療法ができる施設のリストが, 日本核医学会のホームページに載っています.

http://oncology.jsnm.org/iodine/list/pasedo

3）妊婦ではチアマゾール（MMI，メルカゾール）ではなくプロピルチオウラシル（PTU，プロパジール）を使用しなければなりませんが，それならすべてプロパジールで治療してもいいのではないでしょうか？

岩岡　特に妊娠初期でメルカゾールで治療した場合，頻度は少ないのですが頭皮欠損・食道閉鎖など胎児の奇形が多いというメルカゾールとプロパジールで比較した研究があります．

特に妊娠初期，最初の 12 週くらいまではプロパジールがいいので，妊娠をいつするかわからない人はあらかじめプロパジールに替えておきます．

そのような意味で，プロパジールを使うのですが，なぜ最初からプロパジールにしないのかというと，プロパジールのほうが若干ですけれども無顆粒球症，ANCA 関連血管炎症候群，それから重症肝炎（劇症も含む）の3 つの副作用が多いためです．

妊娠中以外はメルカゾールが第一選択になっています．

ですから，無顆粒球症以外の副作用，例えば皮疹が出たときは他剤にすればよいです．無顆粒球症が出たときだけは，どちらもダメということですね．

南郷　あとメルカゾールを使って，肝障害が出たときに，プロパジールに替えたらプロパジールのほうが重症肝炎などが起こりやすいから，ちょっと怖かったりします．

岩岡　実際そうなのですよね．ですから，肝障害が出てしまったときは，プロパジールには替えづらいですから，放射線療法に変更しますね．

南郷　なるほど．そうするとやはり専門医紹介を．

岩岡　専門医紹介がいいと思います．

それから，無顆粒球症の頻度は，メルカゾールは使う量によって多くなります，頻度は一般的に 1,000 人に 1 人と言われているのですけれども．例えばかつてはメルカゾール 6 錠からルーチンで始めたのですが，いまはだいたい FT4 で 7ng/dL 未満でしたら 3 錠でいいですね．FT4 があまり高くなければその量で大丈夫．全例 6 錠から始める必要はないと思います．

南郷　ルーチンに 6 錠で始めていました．

岩岡　FT4 の値があまり高くなければ 3 錠で開始します，そのほうが副作用は少ないということですね．

FT4 で 7ng/dL 未満でしたらメルカゾール 3 錠 1 日 1 回で大丈夫です．7ng/dL 以上でしたら 6 錠です．やはり服用量が多いほうが副作用の頻度が若干増えます．

4）抗甲状腺薬と甲状腺ホルモン製剤を併用している例を見ますが，どのようなときが適応となるのでしょうか？

岩岡　これは suppression and replacement therapy という信州大学の先生が 20 年くらい前に，メルカゾールで抑えて，チラーヂン S も一緒に併用したほうが寛解率は上がるという論文を出したのですが，その後すべて追試されて否定されたのです．ですから，原則，私たちは単独でやってい

ます．エビデンスとしてはないのです．

南郷　なるほど．

岩岡　けれども，ときどきやっているのは，メルカゾールを減らしてきて1錠くらいにすると，今度は機能低下になってしまう．かといって，切ると上がってしまう．そのような場合にはメルカゾールを1錠か2錠とチラーヂンSの25μgを併用します．

南郷　バランスよくとる．特別な場合には，併用することもある．ということですね．

5）薬物療法での寛解（休薬）のタイミングを教えてください

岩岡　これも大事な質問で，原則メルカゾールで治療しますが，まず「寛解」という言葉について患者さんによくご説明します．寛解というのは，治ってしまうわけではなくて「一時的に薬をお休みできます」ということです．

　　　メルカゾールまたはプロパジールで治療しても根本治療ではないので，ホルモンを抑えるだけですから，またいつ再発するかわかりません．

　　　日本甲状腺学会のバセドウ病治療ガイドラインにも書いてありますが，確実にやめていいという目安はないのです．6か月以上甲状腺機能が正常で，TSHレセプター抗体も正常範囲に入っていて，なおかつ1錠で上手くいっていれば，やめてみてもいいでしょうね．患者さんと話したうえで，いったん休薬，「お休みしてみましょう」と言っています．

　　　お休みした後に，再発が20〜30%はあるので，一応1年間は見ています．最初は1か月後，次は2か月後で，1年見て全く正常ならとりあえず「いったん卒業にして，そのかわりまた急に症状が出てきたときはすぐ来てください」と説明します．その症状を言っておくのが大事で，バセドウ病で大事な症状は動悸（ドキドキする），体重が減る，汗をかく，手が震える．ですから，夏前に休薬すると難しいので，患者さんと相談して秋に休薬したりもしています．夏だと暑くてよくわからないですから．

南郷　私も研修医のときに指導してくれた先生にそれは言われました．だいたい，秋口にやめてみたらいいと．

岩岡　そうです．

南郷　それで，再発したら冬なので，別に暑がってもそんなにダメージはないと．

岩岡　まさにそうなのです．

2 甲状腺機能低下症

1) TSHが基準範囲内にあれば，甲状腺疾患は否定的と考えてよろしいでしょうか？

岩岡 「TSHが基準範囲内にあれば」原則としてそれでいいのですけれども，まれに下垂体性甲状腺機能低下症もあります．

例えば汎下垂体機能低下症ですとTSHは正常下限で，FT3，FT4だけが下がっていることがあります．ですから，やはりTSHだけで見てしまうと，ごくまれですが下垂体機能低下症を見落としてしまいます．

FT4とTSHの2項目を最初に測っておいた方が安心ですね．

南郷 これは下垂体性でTSHはあまり変わっていないのに，FT4だけ落ちるというのは，これは何なのでしょうか．TSHも両方落ちる気がするのですけれども．

岩岡 理論的には両方低下するのですけれども，TSHの正常範囲が0.5～5の間なので，意外と下垂体機能低下症でもTSHは測定感度以下にはならないのです．ですから，TSHが1.0とか低めに出ますが正常下限で，FT4が落ちている場合は，副腎機能も必ずチェックしてください．副腎不全を合併している場合もあります．

南郷 なるほど．

岩岡 そのような場合はコルチゾールとACTHを測って，もし副腎機能が落ちていたら，先にそちらを補充しなければいけないですね．下垂体性甲状腺機能低下症はごくまれですので，私も滅多に見ないです．

南郷 うちで入院していた患者さんで，下垂体卒中後の方がいて，汎下垂体機能低下症になっていまして．私もそれ1例しか見たことがないです．

岩岡 そうなのです，たまにあります．あと，この質問と関連する大事なところは，よくある潜在性甲状腺機能低下症はどのくらいから治療を開始しますかという質問．これも大事なところです．

南郷 そうですね．それも知りたいです．

岩岡 TSHは原則として10μU/mL以上あれば補充しましょうというのが1つの目安です．潜在性というのはFT3，FT4は正常ですが，TSHだけが高い場合．普通は10μU/mL以上でいいのですけれども，大事なことは妊娠希望の人と，妊娠中は2.5μU/mL未満にしなければいけないので，不妊症などの診断や治療を受けている人は必ず甲状腺機能をチェックしてください．甲状腺機能低下症が不妊の原因になるということがわかってきて，不妊治療をやっているクリニックでは，必ずTSHを測っています．そういう場合は2.5μU/mL未満にしなければいけないので，たとえTSHが5.0μU/mLでもレボチロキシンナトリウム（チラーヂンS）を投与します．

潜在性甲状腺機能低下症は不妊の原因にもなりますし，胎児の発達・発育の遅延もあり，胎児障害も出るかもしれないと言われて，最近それが注目されています．妊娠希望の人と，不妊の人は2.5μU/mL未満にします．

内分泌学会のガイドラインを見ますと，あとはコレステロールが非常に高い人，それから甲状腺腫の大きい人．しかし，甲状腺が大きい人はめったにいませんから，ほとんど甲状腺は触れなくて，TSH 10μU/mL 以上で1つの目安ということでいいと思います．ですから，5〜9.9μU/mL の間は経過観察ということです．

南郷 潜在性の場合に，経時的に見ていくともっと TSH が上がってくるというのはありますよね．

岩岡 あります．ですから，潜在性の場合は悪化しても，変化がなくても，3 か月に 1 回くらい TSH を見ています．

南郷 結構間隔が短いですね．

岩岡 はい．それで 3 か月で見ていて変わらなかったら，6 か月と間隔をだんだん増やしていく．それで，1 年くらい見て変わらなければ 1 年に 1 回とします．

2）甲状腺ホルモン製剤の初期用量と増量のペースの決めかたを教えてください

岩岡 例えば TSH が 100μU/mL 以上とか高度の機能低下症の方がくるのですけれども，原則は少量からゆっくり補充で大丈夫です．粘液水腫昏睡のような緊急は別として，普通に外来で診ている場合は 25μg 錠 1 錠から始めますが，65 歳以上の方や，心臓病がある方では，急に補充すると狭心症を誘発するので，65 歳以上の人は 12.5μg からスタートして，2〜3 週間毎に 12.5μg ずつゆっくり増量してください．

甲状腺機能低下症の場合はその程度にもよりますけれども，必要量はたいてい体重あたり 2.5μg くらいと言われていますので，体重 50kg でしたら 125μg くらい，だいたい 25μg 錠だったら 4〜5 錠が維持量になることが多いです．

南郷 それは月 1 回受診して，毎回増やしていけばいいということですね．

岩岡 そうです．徐々に増やしていきます．でも，機能低下症が 25μg で大丈夫な人もいれば，100μg まで必要な人もいます．ですから，それは患者さん個々によって違うので，要するに TSH が正常になっていくように徐々に増やしていく．

南郷 TSH で見ればいいのですね．

岩岡 はい，しかし TSH の回復は非常に遅れますから，ゆっくりで大丈夫です．まずは FT3，FT4 が早く回復してきて，TSH は徐々に下がってきます．1 か月に 1 回ずつ見ていって，急に慌てて増やす必要はないということですね．

南郷 投与量を最終的にどこまで上げるかも TSH で決まるのですね．

岩岡 はい，最終的には TSH が正常範囲の 0.5〜5.0μU/mL の間になるような量を維持量とします．一度維持量が決まると，それを継続します．

3）内服できなくなった場合や絶食としなければならない場合，甲状腺ホルモン製剤はどうすればいいですか？

岩岡 チラーヂンSは半減期が結構長くて，ずっと維持量で入っている人でしたら，半減期が7日間くらいですから，手術とかで1日だけ絶食とか，緊急の検査で1日，2日は大丈夫です．ただ，オペのときに私どもでよくあるのは，橋本病でこの薬を飲んでいる人がオペのときは，オペの当日は飲めたらそれだけ飲んでいただいて，翌日絶食で1日くらいはいいでしょうと．ただ，絶食が続くような場合は，経鼻胃管で入れる必要があります．というのは，注射薬がありませんので．

本当は注射薬があればいいのですけれども，チラーヂンSはないのですね．バセドウ病のチアマゾール（メルカゾール）は注射薬がありますので，これは重症なときは注射でいきます．クリーゼとか重症な場合は注射薬を使います．

南郷 これは逆に言えば，メルカゾールを飲んでいる人で内服できないようになった場合には，一時的にでも注射薬に替えたほうがいいわけですね．

岩岡 そうです，そのほうがよいです．

南郷 チラーヂンSと違って間が空かないほうがいいのですか？

岩岡 メルカゾールの半減期は，1日2回ですので，約12時間なので，メルカゾールの注射薬は当院も緊急のときだけ使うようにしています．クリーゼのときと，オペとかで緊急のときには注射があったほうがいいですね．チラーヂンSは粉にして，経管で入れられますので，数日間以上続く場合はやはり経管で入れたほうがいいです．

4）橋本脳症はどのように診断すればいいでしょうか？（意識障害があり髄液検査所見では蛋白細胞解離があり，抗TPO（ペルオキシダーゼ）抗体が陽性で，他の疾患が考えにくければ橋本脳症になるのでしょうか？）

岩岡 橋本脳症というのも，最近言われてきた病態で，自己免疫性の意識障害で，甲状腺機能は約7〜8割で正常で，甲状腺抗体の抗TPO，または抗サイログロブリンのどちらかが陽性とテキストには書いてあります．でも，7〜8割は甲状腺機能が正常なので，急激な意識障害があって，この蛋白細胞解離があって，最終的にはαエノラーゼ抗体が陽性ならいいのですけれども，これは難しいのです．

甲状腺の抗体だけ陽性の人はたくさんいるので，橋本病自体が40歳以上の女性に10人に1人と言われていますから，抗体がどちらか陽性の人はたくさんいます．しかも，甲状腺機能が正常だと，なかなか難しくて……．

南郷 わからないですね．

岩岡 意識障害の鑑別診断をきちんとするということではないですか．いわゆるAIUEOTIPSで意識障害を全部否定していっても何かわからないなという場合でしょうか？

当院の経験例も，意識障害の原因を否定していき，神経内科医にコンサルトして最終的にαエノラーゼ抗体を測ってみたら陽性だった．ステロイ

ドが効く意識障害ということで，治療としてはステロイドなので，意識障害の中でも治るということがポイントなのでしょうけれども，どうして橋本脳症になるかはよくわかっていないのですよね．

南郷 そうなのですね．ステロイドを使うときはどのくらい使えばいいのですか？

岩岡 私が経験した症例は重症例でしたので，神経内科の先生にお願いしたのですけれども，プレドニゾロン（プレドニン）で50mgくらいでした．

南郷 結構多いですね．

岩岡 そうですね，体重あたり1日1mgの量でいっていましたね．

αエノラーゼ抗体の特異度がかなり高くて8割くらいあるのですね．特異度が高いので，それが出れば言えるのですけれども，感度はそんなに高くないです．ですから，難しいのです．

南郷 出ないこともあると．

このときは，チラーヂンSも同時に補充しながら，ステロイドを使うという感じですか？

岩岡 甲状腺機能が正常な場合は補充しないのですよね．甲状腺機能が正常な例が7〜8割，機能低下の場合は2〜3割，だから余計診断が難しいのです．

南郷 そうですよね．

岩岡 甲状腺機能低下症があればすぐ疑うのですけれどもね．

南郷 たしかに．

岩岡 珍しいです．ただ，たしかにこういうものがあるということだけは知っておく．

診断基準的にはこのαエノラーゼ抗体が陽性，蛋白が増えていて，TPO抗体かサイログロブリン抗体のどちらかが陽性．それで，意識障害が急激に起きる．非常に難しいので，除外診断かもしれないですね．

南郷 そうですね．

岩岡 70%の症例では甲状腺機能は正常であると書いてあるので，よけいに難しいのです．

5）甲状腺関連抗体の使い分けを教えてください

岩岡 抗体の使い分けは，実はあまりないですね．

抗TPOと抗サイログロブリンのどちらかが陽性ならば橋本病，それからバセドウ病でも陽性になります．抗TPOとサイログロブリン抗体とどちらも測ってしまうのですけれども．

南郷 治療とあまり関係ないので測らなくてもいいのかなと思いながら，どうしたものだろうと．

岩岡 はい，バセドウ病のときは，測らなくてもFT3，FT4が上がっていて，TSHレセプター抗体が陽性ならいいのです．ただ，橋本病の場合は甲状腺機能が正常でも，このどちらかが陽性ならば橋本病という定義なのです．ということは，橋本病だったら将来は機能低下になるかもしれないので，抗

TPO とサイログロブリン抗体は測っておいたほうがいいですね．バセドウ病なら別に測らなくてもいい．最初，どちらかわからないときは両方出します．

ただ，バセドウ病でも上がることがあるので，甲状腺機能が正常な人に，「本当にあなたは正常なのか，それとも橋本病かもしれないよ」というところまで突き詰めるときは，この抗 TPO とサイログロブリン抗体のどちらか陽性ならば橋本病という臨床診断になるのです．

南郷 TSH が基準範囲を下回っていなければ，基本的には治療しなくていいわけですね．

岩岡 そうです．ただ，橋本病だと将来 10 年かけてだんだん低下してくることはありますから，年に 1 回はフォローをしておく．

南郷 なるほど．

岩岡 抗 TPO もサイログロブリン抗体も正常なら完全に大丈夫ですよと．ということは，もう来なくていいですよということですね．それで，橋本病の診断のために必要ということでいいと思います．

TSH が正常だったら，原則 1 年に 1 回くらいのフォローでいいでしょう．40 歳以上の女性で 10 人に 1 人くらいは橋本病がいるので，結構高い頻度ですよね．

南郷 結構多いですよね．

岩岡 はい，検査すると見つかるということですね．でも，橋本病も従来言われていたように機能低下にならなくて，ずっと正常な人もいますので，必ずしも全部下がるわけではないのです．

それから，橋本病で大事なことは，一時的に機能亢進で来る人もいるのです．機能亢進になっていて，だんだん下がってきます．ですから，機能亢進症では TSH レセプター抗体を必ず測らないといけませんね．

南郷 とにかく機能亢進していたら，TSH レセプター抗体ですね．

岩岡 そうです．甲状腺機能亢進症には，無痛性甲状腺炎もありますし，亜急性甲状腺炎もありますから，TSH レセプター抗体の結果が出るまではメルカゾールは開始しないこと．これも基本的なことですけれども重要な点です．

Q&A 総合診療医と専門医の一問一答

3 二次性高血圧

1）高血圧患者を見たら，必ず二次性高血圧のスクリーニングを行うべきでしょうか？

岩岡 これも必ずやりましょうと書いてあるので全例やっているのですけれども，なかなか実際は難しいのです．

1回はカテコラミン3分画と，コルチゾール，ACTH，それからレニン，アルドステロンは測るようにとなっているのですけれども．実際は全例やれていない場合も多いです．やるべきだということになっていますけれどもね．

ただし，原発性アルドステロン症は頻度が高いので，アルドステロンとレニンは1回検査しておいたほうがいいと思います．

南郷 例えば高齢者とかで，「初発で来ました」のような70歳くらいの高齢者という場合も，やはりやっておいたほうがいいですか？

岩岡 そうですね．その人のADLがどのくらいかにもよるのですけれどもね．元気な人で70歳以上でもオペできるような人でしたら検査します．80歳で例えば車椅子でとかADLが低い人には不要かもしれません．要するに，その患者さんの治療方法が変わらなくて薬だけでいくのだったら，あえてやる必要はないかもしれないですね．

南郷 手術の可能性がありそうということであれば検査するのですね．

岩岡 そうです．手術できるかどうかですから，年齢とその人のADLで，必ずしもやらなくてもよいかもしれません．薬でいまは結構コントロールできますから．

2）褐色細胞腫の患者を診たことがありませんが，二次性高血圧のスクリーニングの際に，カテコラミンは必ず測らないといけないのでしょうか？

岩岡 一応，カテコラミン3分画をやるのですけれども，実はアメリカでは尿中メタネフリン/ノルメタネフリンと，血中メタネフリン/ノルメタネフリンのほうが代謝産物だから安定しているので，そちらのほうがよりよいとなっているのですけれども，日本ではメタネフリンは保険適応が通っていないのです．ですから，カテコラミン3分画を血中で測ります．尿中は蓄尿しないといけないですから，外来ではなかなかできません．

判断のポイントとしては，普通の本態性高血圧でも緊張すればカテコラミンは正常の3倍まで上がるということです．正常上限の3倍を超えたら疑えということです．

副腎インシデンタローマ（偶発腫）は，CTを撮ると4〜5%見つかります．副腎腫瘍があったら全部測ってください．カテコラミン，コルチゾール，ACTH，それからアルドステロン，レニン活性です．

褐色細胞腫は高血圧症の0.5%くらいと教科書には書いてあるのですが，0.5%もいないような気がするのですね．

南郷　もっと少ない印象です.

岩岡　副腎偶発腫瘍が見つかったら必ずやったほうがいいでしょう. でも, 何らかの症状（多汗, 頭痛, 動悸とか）, 何か疑われる症状があればもちろんやります.

南郷　かなり少ないのですが, やっぱり検査するのですね.

岩岡　原則としてやるけれども, たしかに頻度はとても少ないですね.

3) 原発性アルドステロン症を疑った場合のレニン活性やアルドステロン採血は, 必ず 30 分安静後に採血しないといけないでしょうか？

岩岡　アルドステロン症疑いの場合, レニン活性は一応 30 分安静後と書いてあるのですけれども, 調べましたら, アルドステロン症専門の先生たちの会議から「望ましいが, 普通に坐位でやっても構わない」と書いてあるのです.

南郷　そうなのですね.

岩岡　はい.「30 分安静にできない場合は, 坐位でやってもいい」と書いてありました. 原則 30 分安静ですけれども, なかなかそこまでできない人もいるから, そのように書いてありました.

4) 降圧薬（レニン・アンギオテンシン系薬剤）を服用しているときに測定したレニン活性, アルドステロン値はどのように解釈したらいいでしょうか？

岩岡　内分泌の専門書には,「利尿薬と, アルドステロン拮抗薬, βブロッカーの場合は, αブロッカーとカルシウム拮抗薬に変更してください」「利尿薬, アルドステロン拮抗薬, βブロッカーは, 影響を受けるので, できれば 4〜6 週間は休薬してください」. アルドステロン拮抗薬は 6 週間以上, βブロッカーは 2 週間以上休薬してください. 使っていい薬はカルシウム拮抗薬, αブロッカー, ARB, ACE 阻害薬と書いてあります.

南郷　ARB, ACE 阻害薬はいいのですか？

岩岡　一応大丈夫と書いてあります. たしかにカルシウム拮抗薬と ARB ならば何とかコントロールできますから, やめたほうがいいのは, アルドステロン拮抗薬は当然ですけれども, あとβブロッカーと, 利尿薬, この 3 つはやめたほうがいいと.

南郷　なるほど.

岩岡　それで,「カルシウム拮抗薬とαブロッカーにしてから測ってください」と書いてあります.

南郷　測りたいと思うような人が, 結構降圧薬をたくさん使っていて, コントロールが悪いので降圧薬をやめて測るのはちょっと抵抗があります.

岩岡　実はそうなのです.

南郷　しかも, 4 週も我慢できないと思ったりするのですよ.

岩岡　内分泌の専門書には, ARR（アルドステロン・レニン比）, つまりアルドステロン濃度とレニン活性の比（PAC÷PRA）が 200 以上というのが

カットオフ基準ですけれども，アルドステロン濃度の絶対値も大事で，PACが 120pg/mL 以上あれば特異度が上がると書いてあります．

ですから，低レニンの人では，ARR（アルドステロン・レニン比）だけでやってしまうと，偽陽性も出てしまうと書いてあります．それで絶対値も入れてくださいということですね．

南郷 結構そうなのです．ARR で異常と出たけど，結局原発性アルドステロン症ではないみたいなことが多いですね．

岩岡 そうなのです．低レニンをきたしやすい高齢者や，βブロッカー服用者では，アルドステロン濃度（PAC）が低値，例えば 40 であっても，ARRで見ると 400 になることがあります．だから，PAC の絶対値が 120pg/mL以上あることも併用するとよいと書いてありますね．これは重要なポイントですね．

5) 原発性アルドステロン症（PA）では抗アルドステロン薬をどれくらいまで増やしてよいのでしょうか？ また，最大用量まで増やしたあとは第二選択薬として何を選んだらいいでしょうか？

岩岡 両側性の場合とか，オペができない場合は内服になります．それから高齢者，オペはどうしてもしたくないという人もいますから，そうすると第一選択はやはりスピロノラクトン（アルダクトン A）で治療します．アルダクトン A を 25mg くらいから始めて，少しずつ増やしていきます．

ある程度増えてくると副作用が出ます，男性では女性化乳房，女性では生理不順ですね，その場合はエプレレノン（セララ）に変更しましょう．降圧効果としてはアルダクトン A のほうが大きいですから，原則セララよりも先に使います．

セララは保険適応上，カリウム製剤との使用・併用は不可なので，一定期間カリウム製剤を併用する場合はアルダクトン A を先に使ってください．

ただしアルダクトン A は，性ホルモン受容体に対する非特異的作用に留意して漸増してください．

セララはこの点は OK です．

投与量を決めるのは，血中のカリウムだけではなくて，尿中のカリウム濃度を見ていくといいでしょう．

アルダクトン A はだいたい 1 日量 50〜75mg 以上になると，性ホルモンの関連するものが出やすい，用量依存性があると書いてありますね．

南郷 結構低い量からなりますね．

岩岡 セララの降圧効果は，アルダクトン A の約半分と書いてあります．

副作用が出た場合は，セララに切り替えます．アルダクトン A は，最初は正常腎機能だったら 25mg から始める．セララは 25〜50mg の 1 回投与から始めて，モニタリングをして増やしていく．ただ，腎機能障害があると，もともと原発性アルドステロン症では腎機能障害がある場合が多いから，eGFR が 60mL/min/1.73m^3 未満だったらアルダクトン A は 10〜25mg に減量していくと．ですから，減らしてくださいということです．

でも，実際これでも血圧が下がらなければ，カルシウム拮抗薬などを併用してくださいというのが，薬物療法でいくポイントです．

南郷 アルダクトンAはどこまで増量していいのですか？

岩岡 これは普通75mg，最高100mgまで増やしていいですね．
やはりそれくらいまで使う人はいるのですか？

南郷 います．
100mgまでいけますよね．

岩岡 はい，あとはカルシウム拮抗薬を併用します．

Q&A 総合診療医と専門医の一問一答

4 副腎不全

1) どれくらいの量のステロイドならば，急激に中止したときに副腎不全が起こるでしょうか？

岩岡 ステロイドに関しては，まず生理的分泌量というのはプレドニゾロンで1日5mgです．5mgまでは原則は大丈夫だろうと言われています．

あとは使っている期間も重要で，喘息などでよく使うのですけれども，だいたい2週間が限度です．2週間であれば喘息でプレドニゾロン30mgを出してすぐに切っても大丈夫．2週間以上使うと，やはり急に切ると抑制が起きる可能性がある．期間としては2週間，量としてはプレドニゾロン5mgまでということですね．

プレドニゾロンでも7.5mgとかでも，ずっと飲んでいると抑制されてしまうと思います．急にやめていいのは，2週間まででしたら量を関係なく急にやめても大丈夫です．5mgまでなら原則抑制はされないとされています．

2) どのような場合に副腎不全を疑ったらいいでしょうか？

岩岡 副腎不全でいちばん多いのは医原性というメタアナリシスが載っていました．薬剤性なのです．

薬剤性でd-クロルフェニラミンマレイン酸塩・ベタメタゾン（セレスタミン）とか，ステロイド製剤ですね．実は吸入のフルチカゾンプロピオン酸エステル（フルタイド）の吸入でも副腎不全になった例が載っていました．フルタイドを毎日1,000μgですから，かなりMAXですね．

南郷 ブデソニド（パルミコート）はないけどフルチカゾンはありますね．

岩岡 それをずっと吸入していた人が，何かの機会にやめてしまって副腎不全で運ばれてきたという症例が載っていました．ステロイドの吸入でも，あと塗り薬でも全身に塗っていて，副腎不全になった例があるそうです．

南郷 塗り薬も原因になるんですか！

岩岡 飲み薬，塗り薬，吸入薬のすべてを疑わないと駄目ですね．このメタアナリシスは2015年のThe Journal of Clinical Endocrinology & Metabolism（JCEM）の論文です[1]．

症状は，全身倦怠感，体重減少，それから発熱，腹痛です．ポイントは低ナトリウム血症ですね．

南郷 症状は非特異的ですね．

岩岡 症状では全身倦怠感とか，体重減少とか，不定愁訴です．やはり低ナトリウム血症が重要ですね．ナトリウムが低い場合は，まず副腎不全を疑います．

この低ナトリウムになる原因としては，コルチゾールがADHの分泌を調節しているのですが，低コルチゾールになるとADHの分泌調節がかからなくなって，ADHが相対的に多く出て，SIADH様になって低ナトリウ

ムになるという理解ですね.

南郷 ADH が関係しているのですね.

岩岡 ですから，低ナトリウムは重要で，一般外来でも病棟でも低ナトリウムの人がたくさんいます.

南郷 たくさんいますよね.

岩岡 Na が 130mEq/L くらいになったら，やはり何かあると思ったほうがいい．高齢者はよく低い人がいるのですよね.

南郷 高齢者は低い人が多いですね.

岩岡 そうなのです．まず副腎不全から否定しましょう．症状としては不定愁訴のような全身倦怠感，体重減少，それから人によっては発熱，腹痛，何でもあるのですけれども.

　本当に非特異的なので，その症状だけの人を全部精査するわけにはいかないから，低ナトリウムが一番多い．あとは，血圧がちょっと低い，それから若干貧血ぎみ．正球性の貧血も若干なるのです．でも，低血糖までいけばみんな疑うのですけれども，低ナトリウムというのはいちばん大事だと思います.

岩岡 副腎不全はやはり大事で，その原因で多いのは医原性（iatrogenic）ですので，必ず薬をチェックしてください．d- クロルフェニラミンマレイン酸塩・ベタメタゾン（セレスタミン）は要注意ですね．ですから，薬剤の既往歴をしっかり調べることが大事です．ACTH とコルチゾールの結果はすぐに出ないですから，疑って採血だけしたらすぐに治療を開始するということですね．そこが大事なところですね.

3) 低ナトリウム血症患者の鑑別で迅速 ACTH テストのカットオフラインが文献によって異なりますが，どのように解釈したらいいでしょうか？

岩岡 そうです．Rapid ACTH テスト，これは内分泌の基準ですとたしかに若干違うのですけれども，ACTH を注射して，コルチゾール値が 18μg/dL 以上あれば正常と．たしかに 18μg/dL 未満だと疑い，15μg/dL 未満では可能性が高いと書いてある．15 と 18 の 2 つあるということですかね．たしかにこれなぜ 2 つ作るのだろうと思って.

南郷 そうなのです．どう扱えばいいのかがよくわからない.

岩岡 普通なら 15μg/dL にすればいいのに，なぜこうやって 2 つ書くのだろうと思います．15 未満だったら可能性は高いということでいいと思いますけれども.

南郷 そうなのです.

岩岡 ACTH テストをやって，15μg/dL 未満だったら可能性が高いということにしましょう.

南郷 はい.

岩岡 18μg/dL 以上あれば正常．15〜17.9μg/dL の間はボーダーラインで，可能性もあります．ACTH のカットオフがたしかに違うのですね．これはおそらく十分なエビデンスがないということなのでしょう.

4）迅速 ACTH テスト以外に，プライマリ・ケア・セッティングで検査可能なもので，原発性副腎不全・続発性副腎不全（ACTH 単独欠損症など）を除外できる方法があったら教えてください

岩岡　これは難しくて，私もわからないのです．ACTH テスト以外にプライマリ・ケアセッティングの検査でやるのは……．

南郷　この質問は研修医から出ていますよ．

岩岡　まず血中コルチゾールの基礎値を測って，次に ACTH テストにいきましょう．

南郷　結局，結果がすぐに出ないので，ですから先生が先ほど言われたように，疑ったはいいけれども治療は待てないしどうするのだというのが一番困るというところですね．

岩岡　プライマリ・ケア・セッティングだとどんなに検査しても 1 週間外注でかかってしまうから．そうなのですね．

南郷　ないならないということで，結果が出るまでにもう治療を始めてしまえということで，言っていただいていいということですよね．

岩岡　はい．コルチゾールを朝に 1 回測って，18μg/dL 以上あれば正常であると考えていいでしょう．

　　　4μg/dL 未満だったら可能性は高いから，検査だけして治療を始めてしまっていいと思います．4〜18μg/dL の間だったら，やはり ACTH テストをやれと書いてあるのですよね．ですから，4〜18μg/dL の間で疑わしかったら，ACTH テストだけやって，治療を開始していいと思います．

南郷　コルチゾール値の結果がすぐ出ないのです．

岩岡　ああ，そうです．コルチゾール自体も出ないのですね．

南郷　そうなのです，そこが問題なのです．

岩岡　急いでも 5 日かかってしまいますから．

南郷　そうなのですよ．ちょっと待てないではないですか，副腎不全を疑う場合は．

岩岡　はい，私どももときどきそういう例がきますね．たとえば原因不明のショックがきて，出血性，心原性，アナフィラキシーを否定すると，次は副腎不全を疑います．外注用の採血だけしておき，メチルプレドニゾロンコハク酸エステル（ソル・メドロール）をすぐに開始していますね．

　　　ですから，原因不明のショックなり，低ナトリウム血症と，低血圧，低血糖のそのうちのどれかがあって，副腎不全が疑わしかったら，緊急性があれば，すぐに治療的診断でステロイドを開始してよいと思います．

南郷　やはりそうするしかないのですね．

岩岡　そうですね．たしかに 1 週間待てないですものね．

南郷　わかりました．それがわかれば安心できます．

5）前医からの引き継ぎで処方理由が不明な経口ステロイドが長期投与されている場合，どのようにして漸減，中止を進めればいいでしょうか？

岩岡　これは難しいですよね．

南郷 これは実は結構あるのです.

岩岡 ありますね. 何だか理由がわからなくてステロイドが入っている.

南郷 よくわからないけれども, プレドニゾロンが 10mg 入っているとか. 患者さんに聞いても全くわからない.

岩岡 それでもう長くみたいなね.

南郷 そうなのです, 長いのです. もう 3 年前から飲んでますとかね.

岩岡 私は以前セレスタミンをずっと飲まされている人を昔診たのです. セレスタミンを原因不明でずっと飲んでいた 20 歳の人が圧迫骨折で受診, かわいそうに高血圧や, クッシング体型になって, 本当にそれこそ iatrogenic というか, とんでもないでよね. セレスタミンをずっと飲まされていて.
いまだいぶ減りましたけれども, トリアムシノロンアセトニド(ケナコルト-A)筋注で副腎不全になってしまう人もいますからね.

南郷 そうですか.

岩岡 そうです. このプレドニゾロンが 10mg とか入っていたら非常に……

南郷 危ないですね.

岩岡 膠原病がご専門の先生に聞くと, 減量していくのは 1mg ずつ徐々にやっていくと言っていましたね.

南郷 1mg ずつ.

岩岡 1mg ずつたぶん 1 か月に 1 回くらい診てやっていくのでしょうね.

南郷 1 か月ごとに 1mg だと, 結構長丁場ですね.

岩岡 原因不明でだんだん切っていきたいけれども, 急にやめられない.

南郷 そうですね.

岩岡 ですから, 5mg までだったらいいけれども, 7.5 とか 10mg が入っていたら, おそらく 1mg ずつ. プレドニゾロンに 1mg 錠があるのはそのためだと言っていましたね.

南郷 そういうことなのですね.

岩岡 いま 1mg 錠と 5mg 錠ありますからね.

南郷 そうでしょうね.

岩岡 なるほど. これも大事なところで, こういう質問は本当によかったです. 私が思いつかないような質問をしてくださって. 臨床上大事なところで.

南郷 これ結構困っているのですよ, こういうのは.

岩岡 たしかになんで使っているかもわからない, 患者さんもわからない.

南郷 それでやめたいみたいなね.

岩岡 やはり 1mg ずつ症状を見ながら, 1 か月ずつ減量だと思います.

参考文献
1) Broersen LH, Pereira AM, Jørgensen JO, et al. Adrenal Insufficiency in Corticosteroids Use: Systematic Review and Meta-Analysis. J Clin Endocrinol Metab. 2015; 100(6): 2171-80.

Q&A 総合診療医と専門医の一問一答

5 糖尿病

1) 経口血糖降下薬を増量する場合，メトホルミンを増量してから他の薬剤を追加するか，その逆にするべきか悩みます．どのようにしたらいいでしょうか？

岩岡　メトホルミンはもちろん禁忌でなければ第一選択ですが，まだまだ750mgしか使っていない人が多いのです．1,500mgまでは増量して欲しいですね．副作用，消化器症状もほとんどでなければ2,000mgまで．いま500mg錠がありますから，2,000mgだと2-0-2（錠）で4錠までいくので，私は最低1,500mg以上，あるいは2,000mgまで増やしていいと思います．消化器症状さえでなければ，普通，便秘とか下痢とかが出るのですが，それから次の薬併用でいいと思います．1,000mgだとあまり効かなくて，1,500mgになると血糖が下がってくる人が結構います．

南郷　います．これは2,250mgまで増やせるのではないですか？

岩岡　はい，そうです．

南郷　そこまではいかないで，もう次にいったほうがいいですか？

岩岡　2,250mgでもいいのですけれども，飲む量が多くなってしまうので，当院は500mg錠と250mg錠と両方採用したので，最初は250mgから始めて，1,500mgになったら500mg錠に替えて2,000mgというようにしています．

南郷　そういうことですね．

岩岡　2,250mgまでは大丈夫です．

南郷　うちは250mg錠しかないのですよ．

岩岡　ということは，最高9錠までいけますね．

南郷　それは増やしてもいいですか？

岩岡　2,250 mgまでは大丈夫だと思います．もちろん腎機能が大丈夫で，消化器症状が出なければです．

　　メトホルミンをMAX近くまでいってダメだったら，第二選択はやはり低血糖を起こさない薬としてDPP-4阻害薬になると思います．

南郷　そうですね．私たちも現時点ではDPP-4阻害薬を第二選択にしています．

岩岡　まだまだメトホルミンを750mgしか使っていない人が多いのです．

南郷　ちょっと少なすぎますよね．

岩岡　そうなのです．増やしたほうがいいと思います．

2) メトホルミンを使用している患者で緊急時に造影剤を用いたCTを撮影する際に，乳酸アシドーシスを避けるために取りうる方法について教えてください

岩岡　当院は循環器内科がとてもアクティブにやっていますから，緊急のCAGとかをすることが多いので実際そのまま飲んでいて，基本的には補

液だけしてそのままやっています．補液を十分やればいいと思います．
しっかり補液してもらえば急にやめても，まず問題は起きていません．

南郷 そのときは，CT の検査が終わったあとのメトホルミンというのはどのようすればいいですか？

岩岡 造影 CT が終わったあとは，普通に食事を食べて，排尿があり，元気であれば，例えば翌日から再開でもいいと思います．腎機能が大丈夫ということと，尿量が出ていることの確認だけしてください．造影 CT を撮った翌日に検査して，もし腎機能が落ちていたら，もちろんダメですね．

3) 高齢者や腎機能が悪化した患者において，DPP-4 阻害薬で血糖コントロールが不十分の場合，次に何を使用するべきでしょうか？
メトホルミンが使いにくく，SU 剤やインスリンは低血糖のリスクがあると，選択肢がなくて困ります

岩岡 そうです．これも難しいのですけれども，臨床上たくさんある問題点です．

南郷 これはとても困るのです．

岩岡 そうなのです．高齢者で腎機能が低下していて，DPP-4 で開始，次にメトホルミンはさすがに eGFR で 45mL/min/1.73m² 未満では使いづらい．一応アメリカでは 30mL/min/1.73m² くらいまではいいとなっているので，論文によっては 30mL/min/1.73m² までは大丈夫だというのがあるのですけれども，やはりちょっと心配です．

南郷 そうですね．

岩岡 そうすると，私が実際にやっているのは，禁忌でなければα-GI を少量入れる場合もあります．エビデンス的にはあまりないのですけれども，安全という意味です．大腸がんのオペとかしていなければですね．
　また，たとえば HbA1c 10%以上，75 歳で，DPP-4 だけでは無理でもう少し下げたいというときには，私の場合はグリクラジド（グリミクロン）を少量使う場合はあります．グリミクロン少量なら SU の中でいちばん安全ですから 20mg を併用したりします．SU の中では作用時間が短いということで，グリミクロンを少量です．あとは，もっとどうしても下げたい場合だったら，基礎インスリンを少量入れる場合があります．やはり選択肢として SU 薬少量か基礎インスリン少量しかないのですね．

南郷 やはりそういうことになりますね．

岩岡 そうなのです．α-GI を少し入れられるけれども，あまりα-GI は効かないですね．

南郷 そうなのです．α-GI はあまり合併症予防に有効でない印象なのです．

岩岡 高齢者で血糖値をどこまで下げるべきかというのは，まだ十分なエビデンスがないので，やはり感染症の予防とか，あとは細小血管症を考えると，さすがに HbA1c が 10%を超えたらちょっと下げたいというので，せめて 8～9%にしたいというのがいまのところの目標ですけれどもね．

南郷 それは前から研修医とディスカッションしたときも出て，ここに

ちょっと挙げなかったのですけれども，いわゆる感染のリスクが上がるHbA1cの閾値はどの辺にあるのでしょうかと．

岩岡 それも重要な質問ですね．

　一般的によく教科書には血糖値は250mg/dLを超えると白血球の貪食能などが落ちるから，随時で250mg/dLを超えるとよくないと書いてあります．そうすると，HbA1cに換算すると，HbA1cは正常な人は5%で，平均血糖値は約100mg/dLですから，HbA1cが1%上がるごとに平均血糖値は約30上がるので，それで計算すると250mg/dLというと，10%くらいなのですよね．HbA1cが10%を超えるとやはり感染のリスクが上がるのではないかと思って，いくつか文献を調べたのですけれども，あまりエビデンスはありませんでした．

　感染症に関しては10%以上はよくないのではないかと思いました．

　また，オペのときに麻酔科医が7%未満にしてください，というのですけれども，実際，高齢者では大変です．ある整形外科の先生がオペのときに高齢で，HbA1cは8%ですといったら，オペのときまでに6.9%にしてくださいと言われたのです．高齢者が8%くらいで落ち着いていたら，オペの前に多少早く入院してもらって，食事療法をきちんとやるとかでしょうね．

　オペのときは7%未満にする，というはっきりしたエビデンスはないのです．

南郷 そうですね．

岩岡 待機オペの場合は，そこはもう少し緩くていいと思いますね．

南郷 ですから，ちょっと早めに入院して，血糖コントロールを入院前だけちょっとやるという感じですよね．

岩岡 そうそう．実際にそうしています．例えば整形外科の予定オペでしたら，2～3週間前に入院してもらって，食事療法を頑張ってもらって下げます．あとHbA1cは時間がかかりますから，そのときはグリコアルブミンで評価してください，と話をしています．

　グリコアルブミンで見れば，2週間の平均血糖値です．

　グリコアルブミンだとだいたい21%がHbA1cで7%にあたるので，麻酔科医とかにもよく言っているのは，グリコアルブミンで判断しましょう，HbA1cが改善するには1～2か月かかりますから．

南郷 結局，高齢者で血糖コントロールをしようというときに，もはや長生きするとか，心筋梗塞を予防とかというところはあまり大事なアウトカムになっていなくて，よほどそれこそ頻繁に肺炎を繰り返しているとか，そういうので感染を防ぎたいというほうがメインにくるのですよね．

岩岡 そうですよね．実は細小血管症は80歳の人にはあまり関係なかったりします．

南郷 そうなのです，どのみち白内障だしみたいな．

岩岡 そうそう，一応言いますけれどもね．そうなれば，大血管症は関係ないですし．

まさに私も講演で言うのは，大血管症は 10 年先までを考える人ならば血糖を下げて，大血管症を減らせますというエビデンスはあるけれども，LDL コレステロールや血圧はすぐ下げれば大血管症予防になりますけれども，血糖コントロールは 10 年以上かかりますから．

南郷 全く同感です．

岩岡 となると感染症と，あとは DKA や HHS という高血糖クライシスのリスクですね．やはり，感染症を防ぐために，高齢者でも HbA1c は 10% 以下にはしたいですね．

4）総合診療医が GLP-1 受容体作動薬や SGLT2 阻害薬を使う場合，その適応，注意点について教えてください

岩岡 SGLT2 は南郷先生も書かれているように，次のエビデンスがこれから出るまでは，肥満している人で，腎機能が問題ない人で，メトホルミンの次の第二選択薬の候補に考えてもいいのではないかと思います．けれども，まだ第一選択薬にはならない．いま第一選択薬にしようといった動きがあって，例えばこれは利尿薬としていいと，糖尿病専門医によっては，「最適な利尿薬です」と言っていますけれども，そこまで言っていいかどうかですね．

南郷 ちょっと言い過ぎだと思いますね．

岩岡 利尿作用が大きいだろうということはわかってきて血糖よりも利尿作用と多面的エフェクトで，エンパグリフロジン（ジャディアンス）が効いたのだろうと言われています．

南郷 そうですね，それで心不全が減っているという．

岩岡 それで血圧も若干下げて……．だから利尿薬としていいのだけれども，「利尿薬として最適だ」，まだそこまではわからないですから．

南郷 そうなると，心不全を合併している人では，とか何か条件をつけたほうがいいかもしれないですよね．

岩岡 はい，心不全を合併している．そう，あのエビデンスもたしかにハイリスクの人に使っていますから，われわれが診ている real world での普通の糖尿病にいきなり使う薬ではまだない．

南郷 ではないですよね．そこを何かちょっとメッセージとして伝えたい感じですね．

岩岡 ですから，肥満している人で，腎機能が正常だったら，第二選択薬の 1 つになるけれども，決して最初から使う薬ではないでしょう．

GLP-1 受容体作動薬のほうはエビデンスが出てきました，日本では未発売ですがセマグリチドという週に 1 回の注射薬と，日本でも使用されているリラグルチド（ビクトーザ）でエビデンスが出ました．

2016 年の 6 月と 9 月にプラセボ対照で，心血管イベントで有意性が出たのです．

非劣性を証明して次に有意性を検討しましたら，RCT（ランダマイズド・コントロール・スタディ）で心血管イベント，主要評価項目で有意差が出

ました．

　となると，これからは，GLP-1受容体作動薬はインスリンよりも先に使うようになるかもしれません．

南郷　そうですね．

岩岡　肥満している2型でしたら，低血糖を起こさない，体重を減らす，注射で1日1回，または週1回，いまは基礎インスリンの次というステップなのですけれども，基礎インスリンの前に使うという方向性ですね．GLP-1受容体作動薬のほうがエビデンスがあり，ポジションが上がってくる可能性があります．

南郷　週1回のほうが使いやすいですか？

岩岡　そうです．週に1回のほうがいいのですけれども，週1回のエビデンスはまだ日本で発売されていないセマグリチドしかないのです．デュラグルチド（トルリシティ）の試験は2017年に結果が出るのですけれども．

南郷　そうすると，毎日製剤しか今は使えない．

岩岡　1日1回のビクトーザですね．1日1回の製剤で1つエビデンスが出ています．ただし，日本では，この試験で使用された半分量の1日0.9mgまでしか使用できませんので，このエビデンスをこのまま適用することはできません．

　週に1回のセマグリチドというのは，いま治験中で日本ではこれから出るのですけれども，アメリカではエビデンスが出ました．週1回と1日1回と2つで出たので，少しはエビデンスレベルが上がったかなと．

南郷　そうですね．まだちょっと少ないかなとは思うのですけれども．

岩岡　ちょっと弱い．

南郷　もうちょっとほしいところですけれどもね．ただ，肥満の患者が対象なのですね．

岩岡　そうです．あくまで肥満なので，向こうの治験だと平均BMIが30kg/m²とかですから．

南郷　結構な肥満ですね．

岩岡　はい，だから日本でBMI 30以上はあまりいないのですけれども，やはり最低25以上．肥満気味で，インスリン分泌能が残っている人しか使えないので，血中Cペプチドが空腹時で1.0ng/mL以上．Cペプチド・インデックス，（CPR/血糖×100）でしたら0.8以上．

　肥満していてインスリン分泌能が残っている人，もし経口血糖薬で上手くいかなかったら基礎インスリンよりもGLP-1受容体作動薬を先に使ってもいいかもしれません．それは低血糖を起こさないし，それから体重も減るから．

南郷　そのときはBOTのようにメトホルミンを併用でGLP-1受容体作動薬を．

岩岡　そうです．

南郷　置き換えるのではなくてね．

岩岡　そうです．メトホルミン＋GLP-1．アメリカやイギリスの治験でも全

部メトホルミンが入っていて，メトホルミン＋GLP-1．そちらのほうがいいでしょう．

南郷 薬価は結構高いのですか．

岩岡 薬価が高いのです．値段は高くなるので，そこの説明が大事ですね．

岩岡 うちの病院ですと，インスリン 4 回打ちしている人にそれを減らすために GLP-1 受容体作動薬を併用しています，これはインスリン量を減らせるからと説明してやっています．

南郷 そうですね，なるほど．

岩岡 インスリン 4 回打ちに GLP-1 併用で，インスリン 4 回を 1 回に減らせる場合もあるのです．

南郷 それは嬉しいですね．

岩岡 ですから，いままではインスリンから入っていますから，まずは BOT，最終的には 4 回注射になっていますが，ADA（米国糖尿病協会）の 2015 年のガイドラインでは，BOT の次に，4 回打ちにいく前に，GLP-1 の併用というのが出てきました．2015 年のコンセンサス・ガイドラインですけれども．ですから，だんだん GLP-1 の評価は上がってきているのです．

南郷 そうすると，メトホルミンの次に DPP-4 にいくのではなくて，GLP-1 という感じでいいですね．

岩岡 はい，ただし注射薬ですので，第二選択で，いきなり注射は大変ですね．

南郷 ちょっと抵抗ありますね．

岩岡 一応 3 剤まで使って，次の選択が BOT にいくところに先に GLP-1 を入れてもいいかもしれないですね．

南郷 3 剤ということは，メトホルミンと，DPP-4 と，もう 1 つは．

岩岡 例えばα-GI とか．

南郷 なるほど．

岩岡 ただ，日本の保険上は DDP-4 と GLP-1 の併用は通らないので，GLP-1 の注射を入れるときは，DPP-4 は中止します．保険適応上，両方作用機序が類似しているから認めていないのです．

　　　メトホルミンは継続でいいですね．

　　　ですから，GLP-1 は評価が上がってきています，この 1 年くらいで．

南郷 そのようですね．

岩岡 逆に SGLT2 は，まだもうちょっと慎重に使ったほうがいいでしょう．
　　　お金のことを考えると，SGLT2 と GLP-1 を併用してしまうと，いちばん高くなってしまって患者さんは大変なのです．

岩岡 最後に，2016 年 12 月 15 日に公開された ADA の 2017 年版 Standards of Medical Care in Diabetes には，新たに以下の勧告が追加されました．
　　　『罹病期間が長く，コントロール不良で動脈硬化性疾患の既往を持つ患者では，SGLT-2 阻害薬エンパグリフロジン（ジャディアンス）または GLP-1 受容体作動薬リラグルチド（ビクトーザ）の投与を検討すべきです．これ

は，EPMA-REG OUTCOME 試験および LEADER 試験から，標準治療に上乗せすることで，心血管死亡および総死亡の有意なリスク減少が示されたためです．

ただし，この2剤で認められた効果が，他の同系薬でも期待できるか，心血管リスクが低い患者でも期待できるか，は現時点では不明です』

5）総合診療医が，1型糖尿病患者を診る際の注意点について教えてください

岩岡 これは，総合診療医は，1型でもどうしても糖尿病専門医にすべて紹介できない場合があるし，自分で診る場合があるから，ということですね．

南郷 そうです．特に僻地だと専門医が近くにいないとなると，どうしても診療所で診なければいけないということがありますね．

岩岡 なるほど．1型は当然ですけれども，強化インスリン療法でしっかり4回打ちをやって，SMBG を頻回にやってほしいですね．それはもう当たり前ですけれどもね．

インスリンは，基礎インスリンはトレシーバ®がいちばんいいと思いますね．やはりレベミル®とかランタス®は作用持続時間が短いですから．

超速効型では1型だといちばん早く効くのがヒューマログ®なのです．ノボラピッド®は若干効果発現が遅いのです．より早く下げるならヒューマログ®＋トレシーバ®がいいです．ヒューマログ®またはアピドラ®でもいいのですけれども，あとは，1型の場合は大事なことはインスリンを自分で適宜調節してもらうように，しっかりお話します．

よくいまだにあるのが，一般医が診ているとインスリンを固定量にしてしまうのですけれども，あくまで食事量によって随時，炭水化物をカーボカウントで，どのくらい食べたら，それに合わせて追加で打っていくという調節がもっとも重要です．

看護師さんに一生懸命勉強してもらって，看護師さんと一緒に指導してもらうというのが大事なのです．うちでも看護外来で，1型の人だと認定または専門看護師さんが 30 分指導しています．私のところは 5〜10 分くらいです．看護師さんがメインになっています．ですから，よい看護師さんとペアになって一緒に生活面に入っていきましょう．

2型は食事療法がメインですけれども，1型はインスリンをいかに補充するかですから，食べたら打つという感じです．超速効型を5回打っている人もいます．ときどき食べるたびに，例えば3回食べる＋補食で，そのように打っていいので，自由に調節していきます．

南郷 それは低血糖になるから補食するのですね．

岩岡 低血糖になるから補食するのと，お腹が空いてちょっと食べてしまうときは，そこで追加で打っておかないといけません．インスリンを自由に補充できるような，自由にやってもらうような，患者さんに，よくお話ししていくことが重要ですね．

1型の糖尿病でも，自己分泌能が完全に枯渇していて，血糖コントロールがまったく安定しない人でしたら，遠くてもやはり糖尿病専門医にご紹

介しましょう.

たしかに，地域に糖尿病専門医がいない場合は診ていただいていいのですけれども，患者さん自身でインスリンの調節をしっかりしていただけるようなお話をすることが重要ですね.

CSII（インスリン・ポンプ）までは，なかなか総合診療医ではできないと思いますからね.

南郷 そうですね，ちょっと難しいですね.

岩岡 また，2 型に見える人でも，1 回は抗 GAD 抗体を測っていっていただけるといいですね．抗 GAD 抗体が陽性ですと slowly progressive type 1（緩徐進行 1 型）になりますので，そういう人は早めにインスリンを開始しておいたほうが，膵 β 細胞機能が残存するのです．そういう意味で，2 型に見える中の 5％くらいあると日本では言われていますからね.

南郷 うちでも初診で来た人は全例測っています.

岩岡 素晴らしいです，全例測ればいいと思います.

南郷 これトレシーバ®は 1 型だけということはありますか？　2 型にも使えますか？　薬価が高いですが.

岩岡 もちろん 2 型でも当然トレシーバ®は一番いいのですけれども，ただ，フレックスタッチ®が使いやすいですが一番高いので，2 型の場合は β 細胞機能が残存していれば持続時間は多少短くてもいいので，2 型だったらランタス®でもいいですね.

もっと安いのはグラルギン・リリー®というランタスのバイオシミラーです．それにすると 3 割は安いですから，特に若い人とか，お年寄りではグラルギン・リリー®に替えてあげると喜ばれます.

ですから，お金は高いけど一番いいのはトレシーバ®のフレックスタッチ®．2 型でしたら，値段を安くするならグラルギン・リリー®，それだと 3 割安くなるのです．ということは，年間 1 万円以上安くなりますから.

南郷 大きいですね.

岩岡 大きいです．医療費のこともとても大事ですね.

本日は，長時間どうもありがとうございました.

索引

■あ行

アキレス腱反射	18
アジソン病	121
アステリキシス	18
アセトアミノフェン	38
アピドラ	233
アルダクトン A	221
アルドステロン	7
アルドステロン・レニン比	221
アルドステロン拮抗薬	220
アルドステロン濃度	221
異所性 ACTH 症候群	117
インスリノーマ	23
インスリン拮抗薬ホルモン低下症	23
インスリン自己免疫症候群	23
インスリンの持続静注	28
インスリン・ポンプ	234
インスリン療法	181
運動療法	169, 193, 205
栄養相談	169
エプレレノン	221
エルシトニン	45
エンパグリフロジン	230, 232
オプジーボ	26
オペプリム	117

■か行

角膜	14
下垂体機能低下症	43, 144
下垂体性甲状腺機能低下症	214
下腿	18
褐色細胞腫	63, 219
カテコラミン	7, 219
カリウム	84, 92
補給	28
カロナール	38
寛解	213

眼球	14
肝障害	211
冠動脈疾患	199
顔貌	13
偽性低血糖	22
偽性 Bartter 症候群	86
基礎インスリン	228
機能性甲状腺腫瘍	38
休薬	213
筋虚脱	92
筋肉	18
偶発腫（瘍）	126, 219
クッシング症候群	71
クボステック試験	19
グラルギン・リリー	234
グリクラジド	24, 228
グリコアルブミン	229
グリベンクラミド	24
グリミクロン	228
グリメピリド	24
経口血糖降下薬	175, 227
外科治療	193
劇症 1 型糖尿病	26, 29, 31
診断基準	31
血漿アルギニン・バソプレシン（AVP）	64, 66
血中 C ペプチド	231
結膜	14
ケナコルト-A	226
限局性浮腫	70
原発性アルドステロン症	54, 108, 219, 220
原発性副甲状腺機能亢進症	138
高 Ca 血症	139
抗 GAD 抗体	234
抗 TG 抗体	98
抗 TPO	217
抗 TPO 抗体	98

抗TSH受容体抗体	101
抗アルドステロン薬	221
口渇中枢	80
高カリウム血症	90
高カルシウム血症	61, 64
高カルシウム血症クリーゼ	44
高血圧（症）	2, 53, 108
高血糖クライシス	230
抗甲状腺薬	105
抗サイログロブリン	217
甲状腺	16
甲状腺関連抗体	217
甲状腺機能検査	37
甲状腺機能亢進症	59, 71, 102
甲状腺機能低下症	71, 96
甲状腺クリーゼ	34
主要症候	35
診断基準	36
甲状腺シンチグラフィ	103
甲状腺ホルモン製剤	215
甲状腺薬	37
高浸透圧高血糖症候群	32
高張性脱水	83
行動療法	193, 205
高ナトリウム血症	79
高尿酸血症	184
呼気臭	11
骨強度	136
骨質	136
骨折リスク	140
骨代謝マーカー	135
骨密度	133
コルチゾール	6, 115, 225
コルチゾール値	224

■ さ行

細小血管症	229
財布生検	11
細胞外液	74, 82
サブクリニカルクッシング症候群	
	118, 130
酸性蓄尿	9
シーハン症候群	147

耳介	15
耳下腺	16
色素沈着	13
刺激抗体	101, 103
脂質異常症	2, 194
四肢麻痺	92
舌	15
ジャディアンス	230, 232
重症肝炎	212
重症低血糖	22
手術療法	105
消化器症状	35
症候性低血糖	22
食事療法	168, 193, 205
女性化乳房	17
ショック	41
心因性多飲症	66
腎性尿崩症	66, 157
振戦	18
心臓	17
迅速ACTHテスト	224
腎不全	64
心不全症状	35
随時尿メタネフリン	55
スクリーニング検査	1
ステロイド	41
スピロノラクトン	221
スルホニル尿素薬	178
生活療法	171
生理食塩水	27
清涼飲料水ケトアシドーシス	29
清涼飲料水ケトーシス	26
赤色皮膚線条	114
セマグリチド	230
セララ	221
セレスタミン	224, 226
潜在性甲状腺機能低下症	214
全身性浮腫	70
選択的エストロゲン受容体	
作用薬	136
続発性副甲状腺機能亢進症	142
速効型インスリン分泌促進薬	178
ソル・メドロール	225

■ た行

体型	11
大血管症	231
大腿動脈	17
脱塩	76, 130
多尿	64
多尿をきたす疾患	65
チアゾリジン薬	179
チアマゾール	37, 105, 210, 216
中心性肥満	114
中枢神経症状	35
中枢性尿崩症	64, 66, 157
チラーヂンS	96, 214, 216
椎体骨折	133
痛風	184
痛風関節炎	186
爪	12
低カリウム血症	64, 84
低換気	51
低血糖	21, 42, 51
低ナトリウム血症	42, 51, 72, 223
低レニン性高アルドステロン	
血症	109
デキサメサゾン抑制試験	112
適切な輸液	27
デスモプレシン	67
デノスマブ	132
デュラグルチド	231
電解質異常	4
糖尿病	2, 59, 64
糖尿病ケトアシドーシス	26
頭髪	13
トリアムシノロンアセトニド	226
トルソー徴候	20
トルリシティ	231
トレシーバ	233, 234

■ な行

内臓脂肪蓄積	206
ナトリウム過剰負荷	81
二次性高血圧	114, 219
ニボルマブ	26

乳酸アシドーシス	227
尿浸透圧	66
尿崩症	66, 156
妊娠初期	212
ネフロン数	91
粘液水腫性昏睡	48

■ は行

バイオシミラー	234
破壊性甲状腺炎	38
橋本脳症	216
橋本病	96
バセドウ病	38, 101
バゾプレシン過剰症	127
白血球の貪食能	229
発熱	35
汎下垂体機能低下症	214
ビグアナイド薬	179
ビクトーザ	230, 232
ビスホスホネート	45, 132
ビタミンD	133
ビタミンD中毒	46
皮膚	12
皮膚病変	12
肥満症	190, 202
ヒューマログ	233
頻尿	66
頻脈	35
副腎インシデンタローマ	126, 219
副腎画像検査	110
副腎癌	116
副腎偶発腫	127
副腎クリーゼ	40
副腎皮質機能低下症	120
副腎皮質ホルモン	37, 144
副腎不全	60, 214, 223
医原性	223
浮腫	69
不整脈	92
不妊症	214
フルタイド	223
フルチカゾンプロピオン酸エステル	
	223

プレドニゾロン	223
プロパジール	37, 210
プロピオチオウラシル	37, 105, 210
プロラクチン	7
ペットボトル症候群	26, 29
ペンバートン徴候	17
放射性ヨード内用療法	105

■ ま行

眉毛	14
慢性甲状腺炎	96
慢性腎盂腎	64
マンニトール	66
水の喪失	80
ミトタン	117
無顆粒球症	210, 211, 212
無機ヨウ素薬	37
無症候性低血糖	22
メタボリックシンドローム	192, 201
メチラポン	117
メチルプレドニゾロンコハク酸 エステル	225
メトホルミン	227
メルカゾール	37, 210, 216

■ や行

薬物療法	173, 206
輸液療法	82
輸血	92
指	13
ヨウ化カリウム丸	105

■ ら行

ランタス	233
利尿薬	220
リラグルチド	230, 232
レニン活性	7, 220, 221
レベミル	233
レボチロキシンナトリウム	96, 214

■ 数字

| 1型糖尿病 | 163, 233 |
| 2型糖尿病 | 163, 173 |

5%高張食塩水負荷試験	67
^{123}I (^{99m}Tc) 甲状腺摂取率	103
^{131}I アドステロールシンチグラム	113

■ A

α- グルコシダーゼ阻害薬（GI)	180, 229, 232
ACTH	6, 115
ACTH 単独欠損症	147, 225
ACTH 負荷試験	120
Addison 病	43
ADH	7, 127
ANCA 関連血管炎症候群	212
ARR	221
AVP	64
αエノラーゼ抗体	216

■ B

β遮断薬	37
βブロッカー	220
Bartter 症候群	86
BOT	231

■ C

C ペプチド・インデックス	231
CRH 負荷試験	116
CSII	235

■ D

d- クロルフェニラミンマレイン酸塩・ ベタメタゾン	224
DDAVP	67
DHEA-S	115
DKA	26
治療のポイント	27
HHS の比較	32
診断基準	27
DPP-4 阻害薬	177, 227, 228

■ E

| EPMA-REG OUTCOME 試験 | 233 |

■ F

FRAX	132

■ G

GH	6
Gitelman 症候群	86
GLP-1 受容体作動薬	180, 230, 231

■ H

HHS (hyperosmolar hyperglycemic syndrome)	32

■ I

IAD	147
ID カード	24
IGF-1	6

■ K

Kussmaul	26

■ L

LDL- コレステロール (LDL-C)	195
LEADER 試験	233
lT4	96

■ M

MMI	37

■ P

PA	108
PTU	37

■ S

SERM (selective estrogen receptor modulator)	136
SGLT2 阻害薬	26, 29, 180, 230
SIADH	76, 126
SIADH 様	223
SU 薬	23, 178

■ T

TGAb	98
TPOAb	98
TRAb	101, 103
TSAb	101, 103
TSH	7
TSH レセプター抗体	213, 218

■ W

Wernicke 脳症	22

内分泌代謝内科グリーンノート ©

発　行	2017 年 4 月 20 日　　1 版 1 刷
編著者	岩　岡　秀　明
発行者	株式会社　　　　中外医学社
	代表取締役　　　青　木　　滋
	〒 162-0805　東京都新宿区矢来町 62
	電　話　　　　（03）3268-2701（代）
	振替口座　　　　00190-1-98814 番

印刷・製本 / 三和印刷（株）　　　　　　　　〈KS・HO〉
ISBN978-4-498-12376-2　　　　　　　　Printed in Japan

JCOPY　＜(社)出版者著作権管理機構 委託出版物＞

本書の無断複写は著作権法上での例外を除き禁じられています.
複写される場合は, そのつど事前に,（社）出版者著作権管理機構
（電話 03-3513-6969, FAX 03-3513-6979, e-mail: info@
jcopy. or. jp）の許諾を得てください.